Schlaf schön, Baby!

Inhalt

Einleitung

Schlafen ist so wichtig wie Atmen. Ohne läuft gar nichts. Erst recht nicht bei einem Baby. Und doch ist zwischen Atmen und Schlafen ein himmelweiter Unterschied. Atmen passiert einfach. Aber ein Baby zum Schlafen zu bringen, ist für viele Eltern Schwerstarbeit.

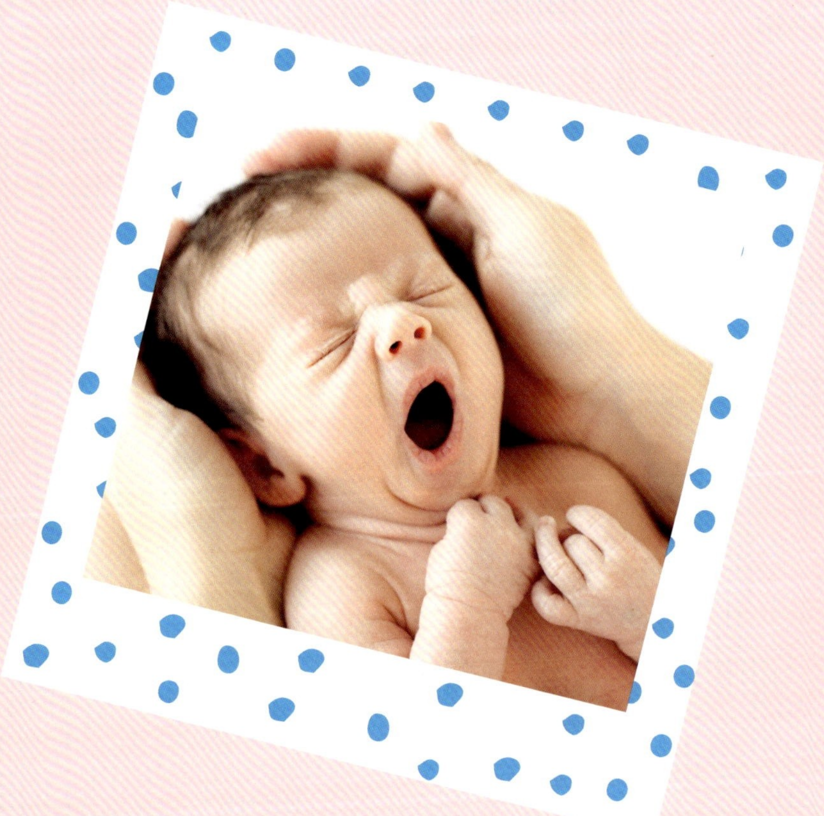

In diesem Buch geht es um den Schlaf, so wie er ist. Nicht um den Schlaf, wie er ach so einfach und praktisch wäre. Der echte Schlaf, ob bei Kindern oder Erwachsenen, hat Haken und Ösen. Besser, wenn wir uns von Anfang an darauf einstellen. Am Schlaf entzünden sich regelmäßig die ersten Konflikte in der jungen, nach Milch duftenden Familie. Nur wenn die Landkarte stimmt, mit der wir reisen, können wir die Wege finden, die zu unserem Kind und zu unserer Familie passen. Und deshalb dreht sich dieses Buch nicht einfach um Tricks, Trainings und Programme. Wir dürfen den Weg nicht aus den Augen verlieren. Nirgendwo begegnen sich Eltern und Kind direkter, persönlicher und auch ungeschützter als beim Schlafen – und das in einer für beide wohl einmaligen Umbruchphase.

ES GEHT UM VERTRAUEN – UND NÄHE

Auf dieser Rüttelstrecke werden Beziehungen geknüpft, gestärkt und auf die Probe gestellt. Da müssen wir uns bewähren, ohne unsere gemeinsame Notration aufzubrauchen. In diesem Buch geht es darum, Wege aufzuzeigen, mit denen das Schlafen gelingt, ohne dass wir das Wichtigste verlieren, was uns verbindet: das Vertrauen zueinander.

Aus diesem Grund sollte man kritisch gegenüber den vielen Behauptungen, Mythen und Erlösungsversprechen rund um den Kinderschlaf sein, und sie gründlich und konsequent auf den Prüfstand stellen. Ab welchem Alter schlafen kleine Kinder wirklich durch? Werden Kinder selbstständiger, wenn sie das Alleineschlafen packen? Auf diese Fragen aufrichtige Antworten zu geben und nicht nur Werbefloskeln für irgendein »Programm« oder irgendeine »Methode« zu produzieren, sind wir den Kindern schuldig. Sie sind oft genug Versuchskaninchen psychologischer Theorien gewesen.

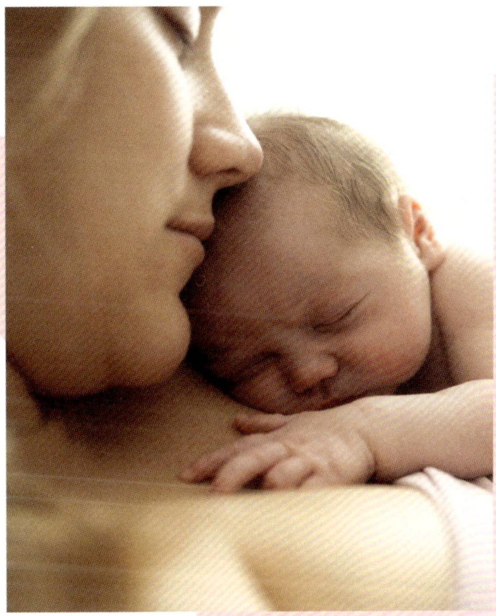

Methoden und Programme? Die Bedürfnisse eines Babys ernst nehmen heißt, ihm Nähe zu gewähren und Vertrauen aufzubauen.

Vielleicht erinnert sich noch jemand an die »frühe Sauberkeit«, die Kindern angeblich zu einem besseren Charakter verhelfen sollte?

In diesem Buch wird deshalb immer wieder auf die Fakten Bezug genommen: Was genau ist über den Baby- und Kinderschlaf bekannt? Dabei hilft ein Blick in die menschliche Evolutionsgeschichte, die Verhaltensforschung, die Bindungsforschung, auch in andere Kulturen.

ALTE WEGE – NEUE WEGE

Vor diesem Hintergrund werden die praktischen Fragen geklärt, so konkret und lebensnah wie nur möglich. Und so wenig festgelegt wie möglich. Wir, die Autoren, haben in unserem eigenen Leben mit Kindern festgestellt, dass man als Eltern ganz schön betriebsblind sein kann. Dabei gibt es viele Ideen abseits der ausgetretenen Wege. Daher wird in diesem Buch auch den Trampelpfaden Raum gegeben. Interessant ist übrigens, dass sie in anderen Kulturen häufig den üblichen Weg darstellen, wie man mit Kindern umgeht. Zum Beispiel auch, weil sie sich in der Praxis gut bewähren.

Warum sollen wir nicht bei diesem Thema, das für viele Familien ein Tal der Tränen ist, mutige Fragen stellen? Und dabei auch die vordergründig verrückten Fragen zulassen, wie etwa die: Braucht ein Baby immer ein Bett? Braucht es eine »Schlafenszeit«? Ein »Bettgehritual«? Dürfen kleine Menschen nicht auch im Kino einschlafen, beim Konzert unserer Lieblingsband oder im Tragetuch beim Aushelfen in der Eisdiele?

ERWARTUNGEN ÜBERPRÜFEN:

- Kinder schlafen nicht genauso wie ausgewachsene Menschen. Im Gegenteil – es wäre überraschend, wenn das kleine Kind beim Schlafen nicht öfter mal Pause machen würde. Ob uns das gefällt, ist eine andere Frage.
- Babys verzichten nicht freiwillig auf Begleitung. Die allerallermeisten ihrer Vorfahren haben den nächsten Morgen nur erlebt, wenn sie im Nahbereich einer schützenden, wärmenden und nährenden Bezugsperson schliefen.

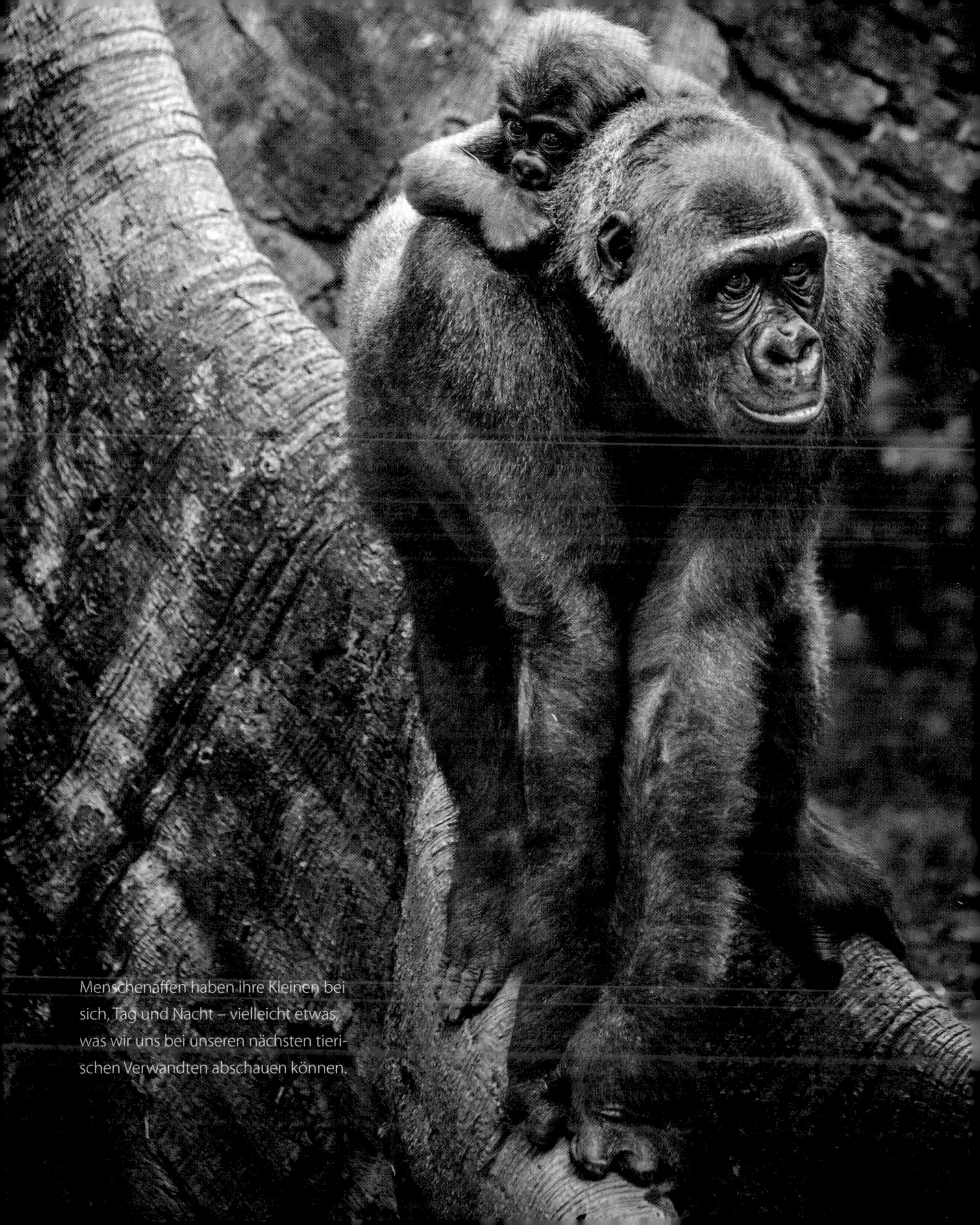

Menschenaffen haben ihre Kleinen bei sich, Tag und Nacht – vielleicht etwas, was wir uns bei unseren nächsten tierischen Verwandten abschauen können.

Babyschlaf aus Sicht der Evolution

Der angestammte Schlafplatz für kleine Menschengeschöpfe liegt aus gutem Grund nicht einfach irgendwo unterm Himmelszelt. Sondern ganz nah bei einer Bezugsperson, die sie schützt, nährt und wärmt, wenn es kalt und dunkel ist.

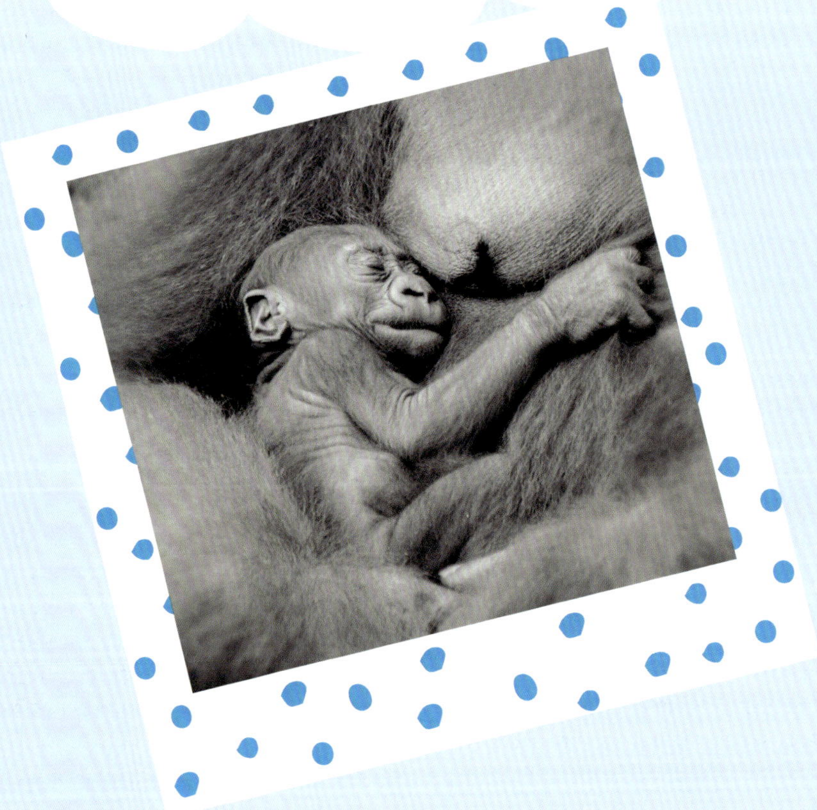

Als würde ein unsichtbares Gummiband angespannt, zieht es das Baby jetzt auf einmal zu seiner wichtigsten Vertrauensperson. »Es wird nähebedürftig«, sagt die Mutter. Sein »Bindungssystem wird aktiviert«, konstatiert die Entwicklungspsychologie. Und genau diese Bindung ist dafür verantwortlich, dass das Einschlafen eben nicht nur ein Projekt des Kindes ist. Nein, da stecken auch wir Großen drin, mit Haut und Haaren! Denn auf der anderen Seite des Gummibandes stehen wir. Dieses unsichtbare Gummiband bedarf einer Erklärung, denn praktisch ist es gewiss nicht. Wie viel einfacher wäre es, wenn ein Menschenbaby Sehnsucht nach Alleinsein bekäme, sobald es müde wird!

BLICK ZURÜCK IN DIE MENSCHHEITSGESCHICHTE

Das Rätsel ist nur zu lösen, wenn wir in die Vergangenheit blicken. In die Geschichte der Menschheit. Denn wie die anderen Lebewesen auch hat sich der Mensch in einem beständigen Wechselspiel mit seiner Umwelt entwickelt. Seine innere und äußere Ausstattung spiegelt die Herausforderungen wider, denen er sich immer wieder gegenübersah. Und die allermeiste Zeit bestanden die nicht darin, einen Papierstau im Drucker zu beheben oder rechtzeitig einen Krippenplatz für den Nachwuchs zu organisieren. Vielmehr waren sie auf das Leben zugeschnitten, das wir Menschen zu 99 Prozent unserer Geschichte gelebt haben: das Leben als Jäger und Sammler. Ein Leben in kleinen Clangruppen, in einer nicht sehr aufgeräumten, den Elementen und Gefahren der Natur ausgesetzten Welt. Diese Welt hat Spuren hinterlassen, die bis heute wirken.

Auch in unserem Schlaf. Der ist eine seltsame Sache, nämlich etwas, das selbst wir Großen nicht willentlich steuern können. Der Blick in die Menschheitsgeschichte verrät den Grund: Natürlich durfte der Schlaf kein Koma auf Knopfdruck sein. Schließlich wurde die Welt für den Menschen nicht sicherer, wenn er abends die Augen schloss und damit die Kontrolle über Körper und Sinne abgab. Ganz im Gegenteil, jetzt waren die im Vorteil, die im Dunkeln gut sehen und riechen konnten. Und zu denen hat der Mensch noch nie gehört. Kein Wunder also, dass auf der Brücke in den Schlaf nicht etwa »Augen zu und durch!« steht, sondern »Vorsicht!«. Kein Wunder, dass uns unsere Instinkte den Trip in den Schlaf nur gehen lassen, wenn die Bedingungen stimmen. Solange dort draußen Äste knacken oder Hyänen heulen, hält sich der Schlafengel fern.

Diese auf Sicherheit ausgerichtete Schlafformel gilt bis heute. Wer kann schon schlafen, wenn auf dem Flur die Dielen knacken? Wer kann schlafen, wenn ihm einfällt, dass der Schlüssel noch in der Tür steckt? Ja, wer kann schlafen, wenn er sich Sorgen macht?

UNSICHERHEIT VERHINDERT DAS EINSCHLAFEN

Alle negativen Gefühle wirken als zuverlässige Schlafbremsen, ob das nun Angst, Hunger, Ärger oder Eifersucht ist. Dagegen wirkt die Anwesenheit vertrauter Menschen besser als jede Schlaftablette. Auch das bis heute – was jeder bestätigen kann, dem der gewohnte Schlafpartner einmal für eine Nacht abhanden kommt. Offensichtlich sehen auch wir Großen den Schlaf gerne als Gemeinschaftsprojekt.

Und die Kleinen? Auch bei denen ist der Schlaf natürlich eine Antwort auf die Bedingungen der Vergangenheit. Auch bei Kindern regiert ein Sicherheits-, ja sogar ein Hochsicherheitsprogramm. Denn im Gegensatz zu uns Großen haben sie mit weiteren Schwierigkeiten zu kämpfen: Ohne Hilfe können sie sich nicht einmal die Decke über die Ohren ziehen! Oder eine Mücke verscheuchen! Von den wilden Tieren, die da ums Lager schlichen, ganz zu schweigen. So ein leckeres Menschengeschöpf konnte unter den evolutionären Bedingungen den nächsten Morgen tatsächlich nur erleben, wenn es sich Geleitschutz organisierte. Nette Menschen aus Fleisch und Blut, die bei Bedarf alles stehen und liegen ließen, um es zu beschützen. Anders wäre ein Baby ganz schnell ein totes Baby gewesen – es wäre von Hyänen verschleppt, von Nagetieren angeknabbert oder bei einem nächtlichen Temperatursturz unterkühlt worden. Gut also, dass die Kleinen stattdessen auf dieses unsichtbare Gummiband gesetzt haben!

PLANMÄSSIGE ESSPAUSEN

Als wäre es nicht schon Zumutung genug, dass Kinder zum Schlafen unsere Nähe fordern, gibt

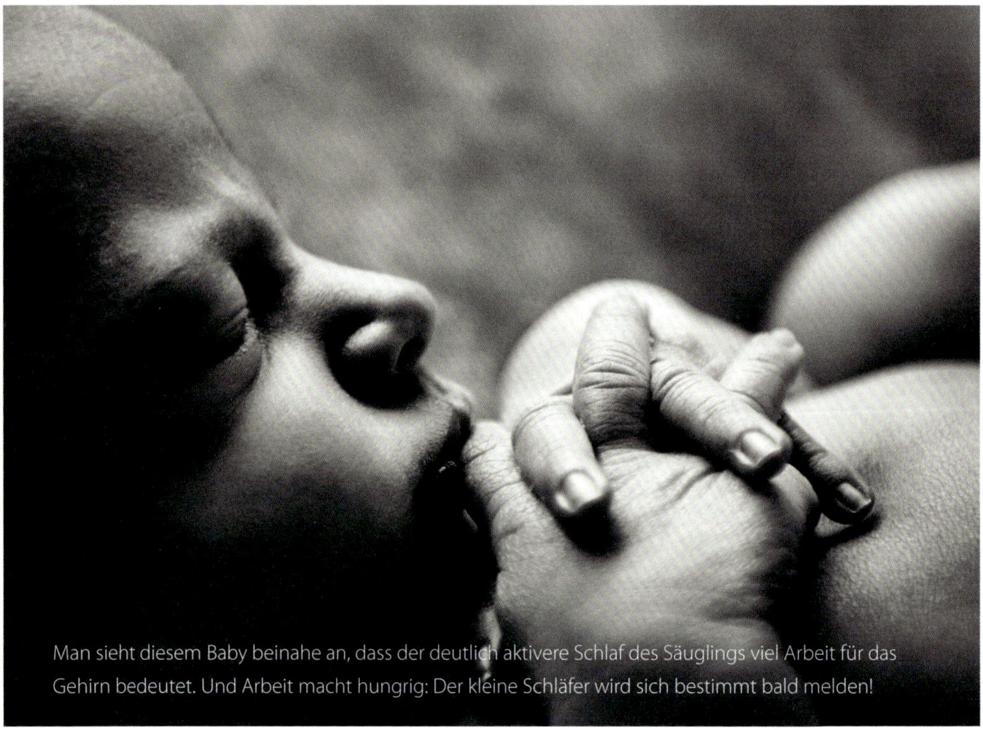

Man sieht diesem Baby beinahe an, dass der deutlich aktivere Schlaf des Säuglings viel Arbeit für das Gehirn bedeutet. Und Arbeit macht hungrig: Der kleine Schläfer wird sich bestimmt bald melden!

es eine weitere Besonderheit, die am Kinderschlaf klebt wie Schokolade am Kindermund. Und diese führt uns zum Essen der Kleinen.
Es geht schon mit der Geburt los. Für den menschlichen Nachwuchs geht es jetzt darum, eine Schwachstelle auszubügeln, und zwar rasch. Denn verglichen mit den anderen Menschenaffen muss das Menschenkind den Mutterleib in einem noch sehr unreifen Stadium verlassen. Also aufholen. Das Gehirnvolumen des Neugeborenen wird sich in nur einem Jahr verdoppeln. Und dann bis zum dritten Geburtstag noch einmal. Über 100 Billionen Verknüpfungen werden dabei zwischen den Nervenzellen angelegt, die insgesamt auf eine Gesamtlänge von über 100 000 km anwachsen (das ist mehr als zweimal am Äquator entlang rund um die Erde!).
Das bedeutet Hochleistung – auch in Sachen Ernährung. Nervenzellen sind die hungrigsten Zellen überhaupt. Kein Wunder also, dass Säuglinge den größten Teil ihrer wachen Stunden nur einem Thema widmen, nämlich der Zufuhr von Nahrung. Die Hirnzellen sind zudem besonders wählerisch: Anders als normale Körperzellen nutzen sie fast ausschließlich Zucker als Energielieferanten. Muttermilch enthält deshalb fast doppelt so viel Milchzucker wie Kuhmilch.

KINDER ENTWICKELN SICH »IM SCHLAF«

Und was, bitteschön, haben diese Fragen mit dem Schlaf zu tun? Mehr als uns lieb ist. Denn der Milchzucker wird nun einmal rasch ins Blut aufgenommen und verwertet, entsprechend häufig melden sich die Kleinen zum Nachtanken. Und das leider auch im Schlaf. Denn anders als Erwachsene schalten die Kleinen ihr hungriges Gehirn im Schlaf nur selten auf Schonbetrieb. Sie verbringen vielmehr große Teile ihres Schlummers in einer Art »Reifungsschlaf«, dem REM-Schlaf (siehe Kasten S. 12). Und als sei das alles nicht genug, schaltet das Kind im Schlaf nicht einmal seinen Wachstumsmotor ab, im Gegenteil: Die Wachstumshormone, die seine Knochen und Muskeln wachsen lassen, werden vor allem im Schlaf ausgeschüttet.

ELTERN LERNEN RASCH, WIE BABYS SICH DEN WEG IN DEN SCHLAF VORSTELLEN:

- Sie wollen satt sein. Verständlich, auch wir Großen schlafen nicht gerne mit knurrendem Magen.
- Sie wollen es warm haben. Auch da nicken wir zustimmend. Wir ziehen uns ja auch gern die Decke über die Ohren.
- Und sie wollen müde sein. Auch das ist nachvollziehbar. Schon einmal hellwach ins Bett gegangen?

Doch zu alledem kommt ein Bedürfnis, das wir Erwachsenen erst einmal als Zumutung empfinden: Müde Babys suchen nach Gesellschaft. Sie wollen einfach nicht allein sein.

KINDER SCHLAFEN ANDERS

Bei Erwachsenen dauert ein normaler Schlafzyklus etwa ein bis zwei Stunden. Ein typischer Nachtschlaf wäre also eine Wanderung in etwa vier Etappen. Wir Großen machen uns bei jeder Etappe zügig auf den Weg und erreichen in Minutenschnelle einen tiefen, entspannten Schlaf. Dieser ruhige Tiefschlaf dient dazu, die Batterien von Körper und Geist aufzuladen. Gegen Ende jeder Etappe wird der Schlaf leichter und unruhiger, der Körper ist jetzt angespannt, zuckt manchmal oder bewegt sich, die Atmung wird unregelmäßig und die Augen fangen an, unter den Lidern hin und her zu springen (wegen diesem »Rapid Eye Movement« wird diese Phase auch REM-Schlaf genannt).

Diese aktive Schlafphase dient nicht der Erholung, vielmehr erledigt das Gehirn in dieser Zeit den »Hausputz«: Es ordnet und sortiert die Erlebnisse, Eindrücke und Gefühle des vergangenen Tages und verpackt sie ordentlich in Schubladen.

NEUROBIOLOGIE

Je höher entwickelt ein Säugetier ist, desto mehr Zeit verbringt es im REM-Schlaf. Unterdrückt man dieses entscheidende Schlafstadium bei jungen Tieren, so haben sie als Erwachsene ein geschädigtes Gehirn. Und auch das zeigt die Forschung: Am meisten von den leichten, aktiven Schlafportionen bekommen kleine Kinder unter »Originalbedingungen« – also dann, wenn sie bei ihrer stillenden Mutter schlafen.

Dass Babys wie Babys schlafen, hat also einen guten Grund: Hätten sie sich ihren Schlaf bei Opa abgeschaut, hätten sie auch ein Gehirn wie Opa – es könnte nicht mehr wachsen.

KINDER BRAUCHEN REM-PHASEN ...

Kinder trauen sich in den ersten zwei bis drei Jahren nur kürzere Schlafetappen zu – jeder Schlafzyklus dauert etwa 50 bis 70 Minuten. Dafür packen sie in jede Etappe eine deutlich größere Portion REM-Schlaf. Und das zunächst nicht etwa ans Ende, sondern vor allem an den Beginn der Etappe. Anders als wir Erwachsenen fällt der Säugling also nicht direkt vom Wachzustand in den Tiefschlaf. Vielmehr schlendert er zunächst für etwa 20 Minuten durch eine Art Traumland, um erst dann in den Tiefschlaf zu sinken. Jetzt erst wird sein Körper schlaff und schwer, jetzt erst fangen die Arme zu baumeln an, und erst jetzt hören die Augen auf, hinter den Lidern hin und her zu springen. Und erst jetzt lassen sich die Kleinen ablegen, ohne gleich wieder aufzuschrecken!

... UM SICH ZU ENTWICKELN

Dieser REM-Schlaf des Kindes kann gut und gerne als Entwicklungsschlaf bezeichnet werden. Indem das Gehirn die Erfahrungen des Tages verarbeitet, lernt es ja! Die Nervenzellen bilden neue Verbindungen und werden dadurch effektiver.

STEINZEITLICHE SCHUTZFUNKTION

Jetzt bleibt rund um die Anatomie des kindlichen Schlafes nur noch ein Rätsel, das auf seine Lösung wartet: Warum packen die Kleinen den Leichtschlaf ausgerechnet an den Anfang ihrer Schlafetappen? Warum schalten sie nicht gleich ab? Die Antwort auf diese Frage führt uns wieder zu dem »unsichtbaren Gummiband« aus dem ersten Kapitel (siehe Seite 9). Mit dieser auch als Bindung bezeichneten Leine haben die leckeren Kleinen ja während der gesamten Menschheitsgeschichte dafür gesorgt, dass sie nicht als Tierfutter enden. Kleine Kinder, so scheint es, wollen dieses lebensnotwendige Gummiband nicht einmal im Schlaf sofort aus der Hand geben.

Aber warum ist das so? Nehmen wir nur einmal an, Säuglinge fielen nach dem Einschlafen sofort in den Tiefschlaf: Wie könnten sie anzeigen, wenn ihnen etwas fehlt? Etwa, dass ihnen zu warm oder zu kalt ist, dass sie hungrig sind oder dass die vielen Fliegen sie stören? Und wie könnten sie vor allem sicherstellen, dass die wichtigste Bedingung für einen sicheren Schlaf erfüllt ist, nämlich dass sie nicht alleine sind? Die Antwort lautet: Lieber zuerst eine Art Testschlaf einschieben! Lieber zuerst durch einen Traumwald gehen, durch dessen Bäume die echte Welt zumindest noch hier und da durchblitzt. Lieber darauf setzen, dass man nicht einfach in den Schlaf gelegt, sondern in den Schlaf »gehütet« wird!

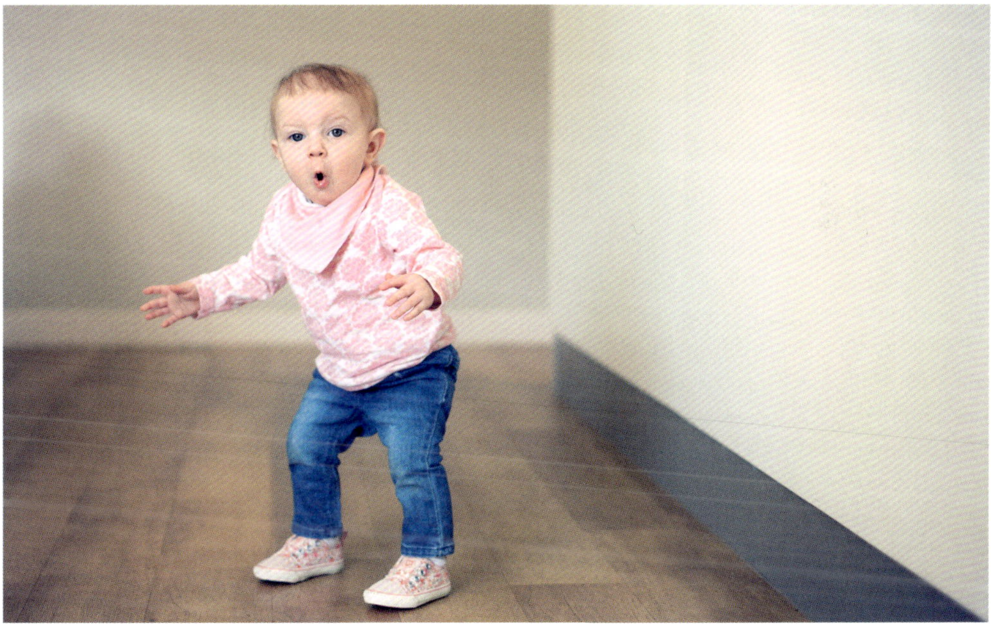

FAKTEN UND MYTHEN

Nach den Aufzeichnungen von Historikern hat Albert Einstein doppelt so viel Schlaf gebraucht wie Napoleon Bonaparte. Babys sind kaum weniger unterschiedlich: Als Neugeborene schlafen manche Babys elf, andere 20 Stunden pro Tag. Im Mittel liegen sie bei 14,5 Stunden. Mit sechs Monaten schlafen sie durchschnittlich immerhin noch 13 Stunden. Manche kommen allerdings mit neun Stunden aus, andere brauchen dagegen bis zu 17 Stunden. Im zweiten Lebensjahr liegt der tägliche Schlafbedarf im Schnitt bei zwölf Stunden, plus/minus zwei Stunden. Mit fünf Jahren kommen manche Kleinkinder mit neun Stunden aus, andere brauchen aber noch immer 14 Stunden. Also: So wie manche Kinder mit weniger »Futter« gut wachsen können, so scheinen manche auch den Schlaf besser verwerten zu können! Sowohl die guten als auch die schlechten »Schlafverwerter« sind jedoch völlig normal.

Nähe schafft Sicherheit

Unsere Kinder stammen aus einer Welt, in der Nähe – und zwar Nähe satt! – unverzichtbar war. Dass sie viel getragen wurden, dass sie häufig, nach Bedarf und lange gestillt wurden, dass ihr Schreien rasch erhört wurde, dass sie bei ihrer Mutter schliefen, all das war Teil des ganz normalen, für jeden kleinen Homo sapiens unverhandelbaren Lebensprogramms. Wer als Eltern dafür sorgen wollte, dass sein Kind nicht per Kralle zu Tode kam, hatte gar keine andere Wahl, als sich daran zu halten. Aus evolutionärer Sicht ist damit eines klar: Dass Kinder dadurch groß, stark und selbstständig werden, dass wir ihren Drang nach Nähe konsequent ausbremsen, ist einfach nicht plausibel. Auch in einer steinzeitlichen Umgebung mussten die Kinder in ihrer Entwicklung ja vorankommen – und wie! Natürlich können wir heute an unseren Kindern alle möglichen Erziehungsmoden und -methoden ausprobieren, und sie werden trotzdem überleben. Nur, wir sollten damit nicht die Hoffnung verbinden, dass sie dadurch in ihrer Entwicklung vorankommen. Selbstständigkeit und Selbstkontrolle lassen sich nicht erzwingen. Und gegen unsere evolutionären Prägungen schon gar nicht. Die Entwicklungspsychologie kann heute gut erklären, warum das so ist. Sie kann die Doppelstrategie beschreiben, mit der die Kinder selbstständig werden.

- Ja, die Kleinen suchen nach Nähe und Geborgenheit, sie suchen verlässliche, vertraute Beziehungen. Die Erfahrung, dass ihre Bedürfnisse beantwortet werden, schafft in ihnen ein Grundgefühl von Sicherheit – ein Urvertrauen im wahrsten Sinn des Wortes. Mit diesem Stoff kleiden sie ihre Seele aus.
- Dieser Stoff ist aber mehr als nur Seelennahrung. Er ist gleichzeitig Treibstoff für eine weitere Suche – die Suche nach Wirksamkeit, nach selbsttätiger Aneignung der Welt.

Die erfahrene Sicherheit macht die Kleinen mutig und weckt ihre Neulust. Das Vertrauen, das ihnen entgegengebracht wird, ist sozusagen das Kapital dafür, dass sie sich selbst etwas zutrauen können. Und zwar etwas Entscheidendes: die Begegnung mit der Welt! Diese Doppelstrategie ist der eigentliche Nährboden der kindlichen Entwicklung.

Bedürfnisse werden übermächtig, wenn sie NICHT gestillt werden. Wir dürfen die Nähe unserer Kinder genießen – ohne die Sorge, dass sie dadurch verwöhnt und abhängig werden!

SELBSTSTÄNDIG DURCH SICHERHEIT

Da sind immer zwei Seiten – und sie sind untrennbar verbunden. Wie eine Art Wendejacke. Auf der einen Seite: die Suche nach Sicherheit, nach Beachtung, nach verlässlicher, wertschätzender Behandlung. Auf der anderen Seite: der Drang nach Wirksamkeit, nach Selbstbewährung, die Lust auf die Eroberung von Neuland. Kinder, deren Bedürfnisse nach emotionaler Sicherheit gestillt sind, werden nicht träge, sondern mutig. Sie drehen sozusagen ihre Wendejacke um, klappen den Kragen hoch und stellen sich den täglichen Herausforderungen. Vielleicht erklärt das »dialektische« Design der kindlichen Entwicklung auch das Paradox, von dem uns die kulturvergleichende Forschung berichtet: In traditionellen Kulturen werden die

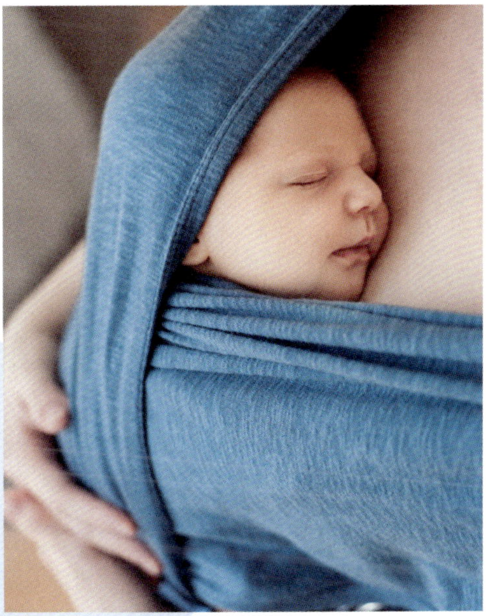

Kinder eher früher selbstständig als hierzulande. Da bekommen Babys und Kleinkinder alles, wovor so mancher Ratgeber hierzulande mit ernsten Worten warnt, sie schlafen am Busen der Mutter ein, sie schlafen bei ihren Eltern, sie werden lange gestillt, werden viel getragen, bei jedem Mucks hochgenommen – und trotzdem gibt es dort weder Schreibabys noch Schlafstörungen und von »Verwöhnung« fehlt jede Spur. Und nur um hier den Einwand gleich vorwegzunehmen: Damit ist nicht gemeint, dass man Kindern ALLES geben muss, was sie wollen, wir reden hier nicht von Schokolade oder Spielsachen, sondern von der Suche nach emotionaler Sicherheit. Wer ein Kind mit Materiellem überschüttet, der hat ein wirkliches Problem, und zwar mit sich selber. So wie auch der ein echtes Problem hat, der meint, er müsse einem Kind echte, verlässliche Zuwendung vorenthalten, damit es richtig erzogen wird.

MUT ZUM SELBSTVERTRAUEN

So weit die Theorie, aber der Alltag sieht anders aus. Wer seinem Baby viel Nähe gibt, wer prompt auf sein Weinen reagiert, wer es gar bei sich im Bett schlafen lässt, bekommt garantiert Gegenwind von Menschen, die es natürlich besser wissen. Immer mit dabei: der Verwöhnhammer. Nicht wenige Familien, die genau die Nähe zulassen, die in diesem Buch als normal beschrieben werden, bekommen täglich zu hören, dass sie ihrem Kind womöglich schaden, weil es dadurch verweichlicht, fordernd und unselbstständig würde. Wir alle kennen diese Einwände – nicht zuletzt von uns selbst. Auch ich müsste lügen, wenn ich nicht manche dieser Zweifel schon selbst gehegt hätte. Es mag

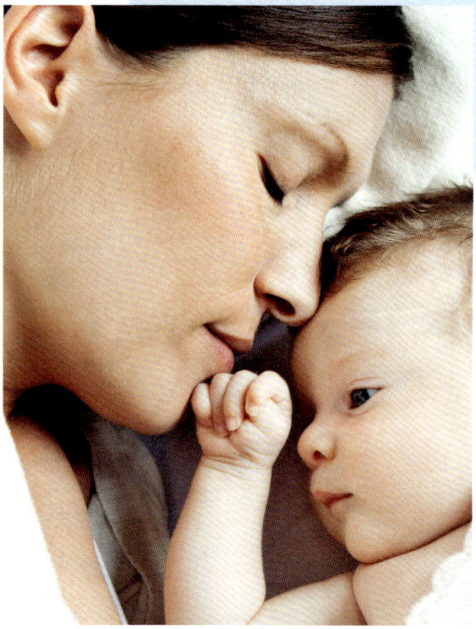

Über die weitesten Strecken der Menschheitsgeschichte haben Babys nur überlebt, weil sie viel Nähe bekommen haben, auch beim Schlafen. Trotzdem mussten die Kleinen stark und selbstständig werden.

ja verständlich sein, dass die Kleinen so darauf abfahren, aber …

- meine Aufgabe besteht doch nicht darin, dem Kind nachzugeben, sondern darin, es zu erziehen! Was lernt es denn, wenn es immer seinen Willen bekommt?
- ich muss mein Kind doch auf die Welt vorbereiten, wie sie IST. Da bekommen die Kinder doch auch nicht immer, was sie wollen!
- wenn ich immer gleich springe und mein Baby »versorge«, wie soll es dann lernen, für sich selbst zu sorgen?
- natürlich ist die Nähe angenehm. Aber wenn das Kleine sich mal daran gewohnt hat, liegt es doch noch mit 18 in unserem Bett.
- ich will schlicht und ergreifend auch mal meine Ruhe haben, schließlich bin ich nicht nur Mutter (oder Vater)!

BABYS MANIPULIEREN UNS NICHT!

Das Bedürfnis nach Nähe ist kein Selbstzweck. Nähe ist Nahrung und Proviant für das, was den Kindern von der Evolution in jede Faser eingeschrieben ist: ihre Entwicklung. Und genau DESHALB wollen sie eben NICHT mehr Nähe einkassieren, als ihnen gebührt! Sie wollen genauso viel haben, wie sie brauchen, um genug Mut für die vielen Abenteuer des Großwerdens zu entwickeln.

WISSENSCHAFT UND BAUCHGEFÜHL

Tatsächlich sprechen auch die Experten in unterschiedlichen »Beziehungssprachen«, und man muss in keinem Erziehungsbuch weit blättern, bis man sie heraushört. Das gilt selbst für die Kinderärzte: Wenn beispielsweise ein deutscher Schlafmediziner davon abrät, Babys in den Schlaf zu singen – weil das die Kinder an die Anwesenheit eines Menschen gewöhne –, so steht dahinter natürlich auch ein bestimmtes Bild von Beziehung. Und selbst die Wissenschaft kann den Streit nicht schlichten. Sie kann sich nämlich gerade in ihren Aussagen zum Umgang mit Kindern nicht auf verlässliche Experimente stützen, wie das etwa unter Laborbedingungen möglich ist. Sie kann im echten Leben ja nur schwer saubere Vergleichsgruppen bilden, also etwa die montags geborenen Kinder bei ihren Müttern im Bett schlafen lassen und die dienstags geborenen im eigenen Bett – und dann nach, sagen wir, zehn Jahren vergleichen, welche Kinder es besser getroffen haben in ihrem Leben. Stattdessen sind die Wissenschaftler auf das angewiesen, was sie selbst als »minderwertige Daten« bezeichnen: Interviews und Umfrageergebnisse. Da kommt dann vieles auf die Interpretation an. Und da blitzt dann eben doch rasch die subjektive Einstellung hervor. Tatsächlich gibt es in Sachen Schlaf kaum eine Aussage, zu der es auch in den wissenschaftlichen Journalen nicht zwei Meinungen gibt.

Schlafbedürfnis

Eigentlich seltsam, dass Eltern kleiner Kinder über Schlafmangel klagen! Denn die Kleinen sind im Grunde wahre Schlafmützen: Babys schlafen als Neugeborene im Schnitt etwa 14 Stunden am Tag und am Ende des ersten Lebensjahres immer noch zwölf.

MIT DREI MONATEN WIRD ES RUHIGER

Allerdings, und da kann man die Ringe unter den Augen wieder verstehen, schlafen Babys am liebsten häppchenweise. Bei den Neugeborenen dauert ein Häppchen etwa 30 Minuten bis vier Stunden, bei älteren Säuglingen auch schon mal sechs Stunden. Für die schutzlosen und gleichzeitig schnell wachsenden Kleinen hat sich diese Taktik bestens bewährt – auf diese Weise sorgen sie ja nicht nur für Sicherheit, sondern auch für die regelmäßige Zufuhr von Kalorien (das war Thema auf den Seiten 10/11). Mit etwa drei Monaten beginnen die Kleinen, ihre Schlafportionen auf die Nacht zu konzentrieren, sie haben gelernt, Tag und Nacht zu unterscheiden. Das Schlafhormon Melatonin in ihrem Blut zeigt ein wunderschönes Tag-Nacht-Wellenmuster.

TAGES- UND NACHTSCHLAF

Während der Schlaf beim Neugeborenen gleichmäßig über Tag und Nacht verteilt ist, lässt sich ab zwei bis drei Monaten schon ein Muster erkennen: Jetzt wickeln die Babys einen immer größeren Teil ihres Schlafs in der Nacht ab. Trotzdem halten die meisten Babys mit fünf bis sechs Monaten immer noch etwa drei Tagesschläfchen, wenige Monate später kommen viele von ihnen dann tagsüber schon mit zwei Schlafportionen aus. Und sobald sie laufen können, begnügen sich viele, aber längst nicht alle, mit nur einem einzigen Mittagsschlaf.

VERTRAUTE UMGEBUNG

Die meisten Einjährigen decken zu diesem Zeitpunkt 70 bis 90 Prozent ihres Schlafbedarfs in den Nachtstunden. Und sie fügen die jetzt nachts immer dichter beieinanderliegenden Scheibchen immer öfter zusammen. Allerdings brauchen sie dazu noch bis ins zweite und oft auch dritte Lebensjahr hinein immer wieder Hilfe – und zwar von ihren Eltern. Denn wenn Babys und Kleinkinder aufwachen, wird noch immer dieses unsichtbare Gummiband aktiviert, das uns auf Seite 9 und 13 begegnet ist: Sie wollen wissen, dass sie ihre vertrauten Großen in der Nähe haben. (Manchen reicht dafür jetzt schon mal das Geschnarche, Kichern oder Reden nebenan.) Finden sie das Gewünschte nicht vor, hakt es. Statt wieder entspannt in den Schlaf abtauchen zu können, signalisieren die Kleinen ihre Unentspanntheit: Sie weinen.

»KUSCHELKRINGEL« NÜTZT ALLEN

Im Schlaflabor wurde beobachtet, dass sich die Schlafstadien von Mutter und Kind aufeinander einstellten, wenn diese im selben Bett schliefen! Schlief die Mutter leicht, so war meist auch das Baby im Leichtschlaf.

Auf diese Weise meldet sich das Kind nur dann zum Stillen, wenn sich auch die Mutter im Leichtschlaf befindet. Dadurch muss die Mutter ihren Schlaf zum Stillen nicht komplett unterbrechen. Schläft das Baby dagegen im eigenen Bett, lässt sich dieses »schlafschonende« Zwiegespräch nicht beobachten. Das Baby klopft jetzt möglicherweise zum unpassendsten aller Zeitpunkte an, nämlich, wenn die Mutter gerade tief im Murmeltierschlaf liegt. Der Schlaf im Nahbreich der Mutter hat für das Baby einen weiteren positiven Effekt: Es verbringt zumindest in den ersten Lebensmonaten mehr Zeit in den leichteren Schlafphasen. Das heißt, es taucht häufiger für kurze Zeit an die Schlafoberfläche auf. Ein Umstand, den es zum Trinken nutzt. Der Schlaf von Babys, die bei ihren stillenden Müttern schlafen, ist also nicht derselbe wie der von Babys, die getrennt von ihren Eltern im eigenen Bett liegen. Ihr Schlaf ist deshalb aber nicht von minderer Qualität: Die Einzelschläfer wachen seltener auf, aber wenn, dann sind sie richtig wach und machen sich gehörig bemerkbar.

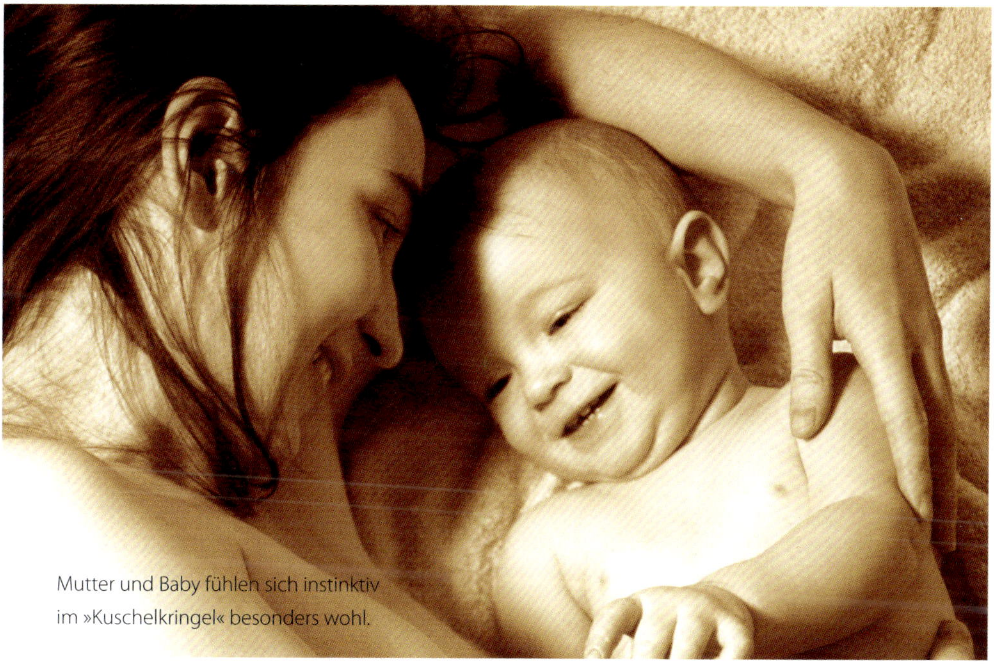

Mutter und Baby fühlen sich instinktiv im »Kuschelkringel« besonders wohl.

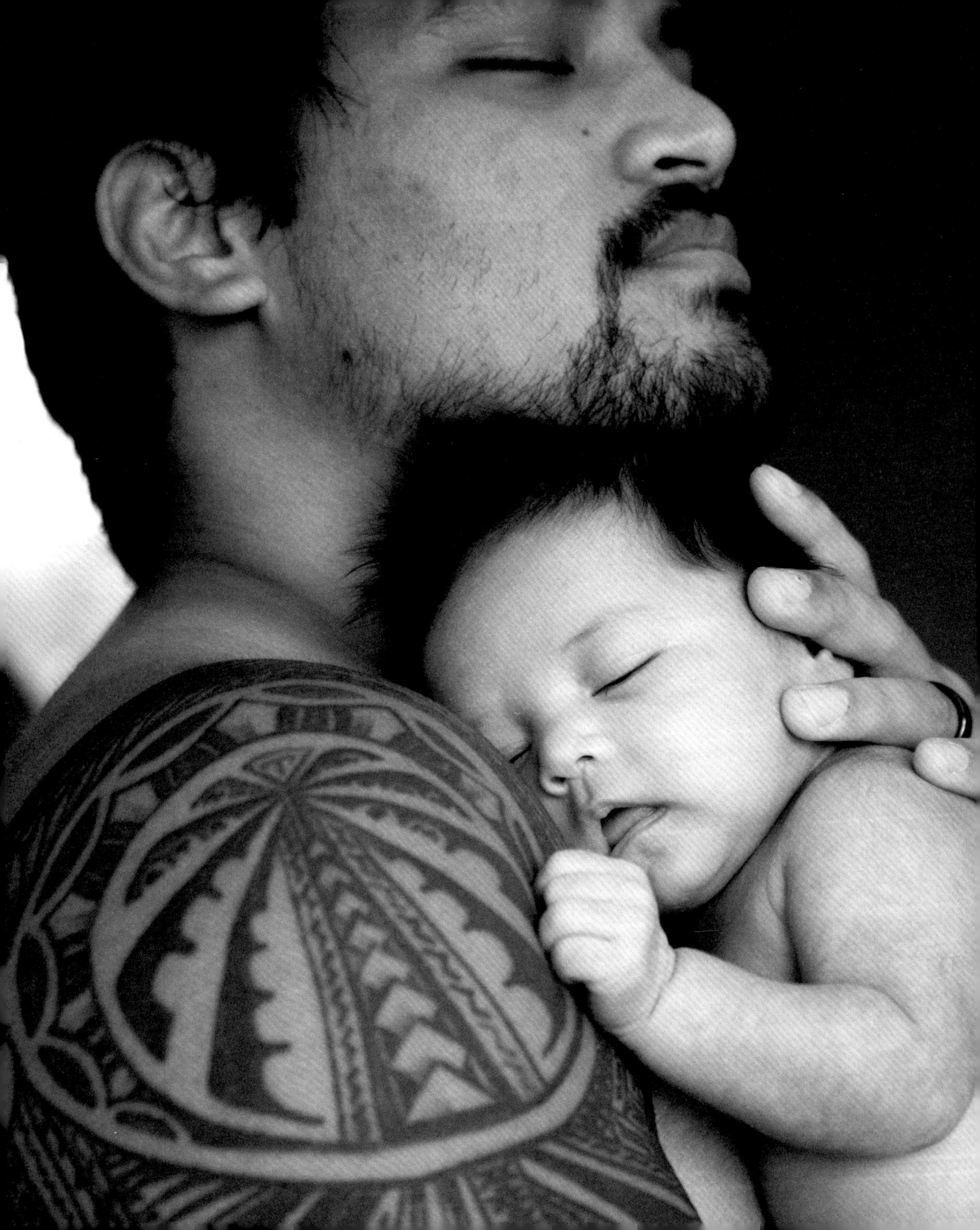

Gewohnheiten & Rhythmus

Im Alter von vier bis sechs Monaten hat sich bei den meisten Kindern ein individueller Rhythmus eingependelt: Die einen (die Lerchen) wachen früh, die anderen (die Eulen) spät aus dem letzten Nachtschlaf auf (die Vorliebe für den einen oder den anderen der Vögel ist wie die Schlafdauer zum Teil ein Familienerbe). Und ihre Tagesschläfchen legen sie jetzt in etwa auf die gleichen Tagesstunden. Aber trotzdem bleiben sie bis in die Kleinkindzeit hinein flexibel: Wenn sich günstige Gelegenheiten ergeben, können sie ihren Rhythmus stauchen oder dehnen. Stehen die Sterne auf Entspannung – wird ein Baby etwa ins Tragetuch gepackt oder vom Auto auf der Fahrt geschaukelt –, kann es auch schon vor der nächsten »Schlafzeit« einfach abtauchen. Passiert dagegen Spannendes, bleibt es länger wach.

Diese Flexibilität passt gut zu den Entwicklungsaufgaben der Kinder. Ja, Babys müssen schlafen – aber sie müssen sich auch mit der Welt auseinandersetzen und dabei lernen. Mit ihrem »opportunistischen« Schlafverhalten, also der Fähigkeit, sich je nach den äußeren Bedingungen in den Schlaf einzufädeln, können sie sowohl Lerngelegenheiten als auch Schlafgelegenheiten optimal nutzen. Zumindest die Säuglinge sind also sozusagen »unrhythmisch rhythmisch«!

SCHLAFEN BRAUCHT MITBESTIMMUNG

Kinder werden in Wellen müde, das Tor zum Einschlafen steht also nicht die ganze Zeit offen. Vielmehr öffnet sich das Tor in recht ähnlichen, oft schon an die späteren Schlafphasen angelehnten Abständen von etwa 50 Minuten. Verpasst das Kind die Welle, so ist es nach wenigen Minuten schon wieder munter. Kann das

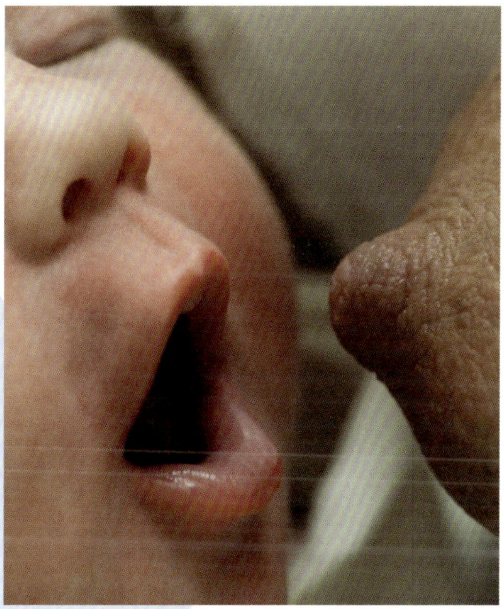

Stillen scheint bei der Ausbildung eines Tagesrhythmus eine Rolle zu spielen: Der Gehalt an Tryptophan in der Muttermilch schwankt je nach Tageszeit. Tryptophan ist wichtig für die Melatoninbildung – das »Schlafhormon«.

Kind dagegen selbst bestimmen, wann es auf den Schlafzug aufspringen will, sucht es sich in seiner »Tiefphase« vielleicht die Brust oder die Nähe einer vertrauten Person und schlüpft durch das Schlaftor.

Leider ist gerade diese Zutat zum Schlaf, bei den Kleinen unter Druck geraten. Ihr Tag ist immer öfter durchgetaktet, beginnt früh und zu einer festgelegten Zeit. Abends ist dann eine baldige Schlafenszeit angesagt, weil Ausschlafen am nächsten Tag nicht drin ist. Nicht wenige Kinder schlafen im Grunde nicht *mit* ihrem individuellen Biorhythmus, sondern *gegen* ihn!

WIE VIEL REGELMÄSSIGKEIT?

Die Hoffnung lautet so: Wenn wir die Kleinen schon früh an regelmäßige Zeiten gewöhnen, finden sie den Weg in den Schlaf leichter. Entsprechend wird empfohlen, sie immer zu den gleichen Zeiten ins Bett zu legen – das gebe ihnen Sicherheit und einen vorhersehbaren Rahmen. Auch die Eltern könnten ihren Abend auf diese Weise besser planen, win-win! Man sollte aber bedenken: Eine essenzielle Voraussetzung zum Schlafen ist die Müdigkeit. Und diese stellt sich bei den Kleinen eben nicht immer zur gleichen Uhrzeit ein – je jünger, desto weniger ist darauf Verlass. Kleine Kinder wachsen nun einmal in Sprüngen, und sie erleben jeden Tag anders. Sie mögen einen Fahrplan haben, aber er richtet sich gewiss nicht nach der Uhr.

Aus der Grundlagenforschung ist bekannt, dass die Babys im Mutterleib an den Rhythmus ihrer

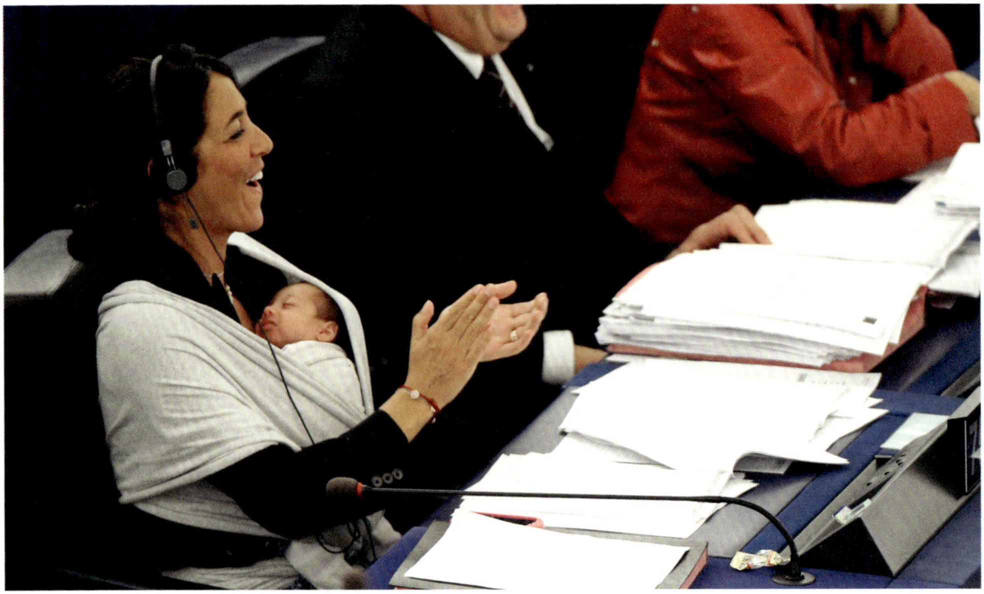

Mutter angekoppelt sind. Sie kriegen nicht nur deren Bewegungen mit, sondern bekommen deren Wach-Schlaf-Rhythmus auch über das Auf und Ab des mütterlichen »Schlafhormons« Melatonin zu spüren.

»MUTTERUHR« UND »BABYUHR«

Nach der Geburt aber müssen die Babys ihre eigene innere Uhr aufbauen. Dabei orientieren sie sich zum einen am Licht (dabei spielt wohl das Nachmittagslicht eine große Rolle – vielleicht ist das der Grund, weshalb Babys besser schlafen, wenn sie viel draußen sind). Vor allem aber orientieren sie sich an dem, was ihre Vertrauenspersonen so machen. Tatsächlich lässt sich zeigen, dass Babys schneller einen Tag-Nacht-Rhythmus ausbilden, wenn ihre Mütter sie bei ihren täglichen Aktivitäten dabeihaben. Auch das Stillen scheint bei der Ausbildung eines regelmäßigen Tagesrhythmus eine Rolle zu spielen. Muttermilch enthält nämlich je nach Tageszeit unterschiedliche Mengen des für die Melatoninbildung wichtigen Stoffes Tryptophan. Dass Kinder einen Rhythmus entwickeln, ist also gewiss nicht dadurch zu erreichen, dass wir sie nach der Uhr stillen, wickeln und schlafen legen!

Zudem scheint auch in Sachen Rhythmus das Naturell des Kindes eine wichtige Rolle zu spielen. Da wird der Seufzer des amerikanischen Kinderarztes William Sears verständlich, wenn er seinen Lesern berichtet: »Es ist nichts falsch daran, schon früh nach einem Rhythmus für die Kleinen zu suchen, und ich freue mich für jeden, der einen findet. Jedes Mal, wenn ich meinte, bei meinen Jungs eine Art Rhythmus entdeckt zu haben, haben sie ihn jedenfalls rasch wieder geändert.«

Presst man die Menschheitsgeschichte in einen Tag zusammen, so wurde die Uhr erst in der allerletzten Sekunde erfunden. Kaum vorstellbar, dass die Kinder ihre grundlegenden Körperfunktionen auf dieses physikalische Maß ausrichten! Sehr wohl aber, und hier sind Regelmäßigkeit und Rituale geradezu zu empfehlen, richten sich Kinder nach den sozialen Rhythmen um sie herum. Die immer wiederkehrenden Routinen und Abläufe sind für sie Fixpunkte und Wegmarken, sie tragen zu dem wichtigen Gefühl bei: »So sieht meine Heimat aus, so machen wir das hier, und ich bin mittendrin dabei!«

EIN TAG FOLGT NICHT NUR STARREN REGELN – EBENSOWENIG DER SCHLAF

Dass zu dieser sozialen Heimat auch die Ausnahmen gehören, die Besonderheiten, die Feste, das ist sonnenklar. Dann schlafen sie eben nach einem »Fest-Rhythmus«.

Also, es stimmt: Rhythmen und Regelmäßigkeit geben dem Tag Struktur und machen das Leben mit Kindern einfacher. Keinesfalls sollte daraus aber eine Diktatur der Uhr entstehen, die spontane Freude unmöglich macht!

Bild links: Babys haben ihren Rhythmus immer im Alltag der Mütter gefunden. Das ist auch heute möglich – solange die Mutter ihr Kind bei sich haben kann. Hier die italienische EU-Abgeordnete Licia Ronzulli mit Baby Vittoria.

Mut zum eigenen Weg

In diesem Buch geht es nicht um Methoden oder Tricks, sondern um einen persönlichen Weg: dass wir uns als Eltern stärken, so gut es geht, dass wir den Schlaf verstehen, dass wir die Kinder verstehen, dass wir uns selber verstehen. Von dort aus loswandern und schauen, wie weit wir kommen – das ist die Einladung an jeden von uns.

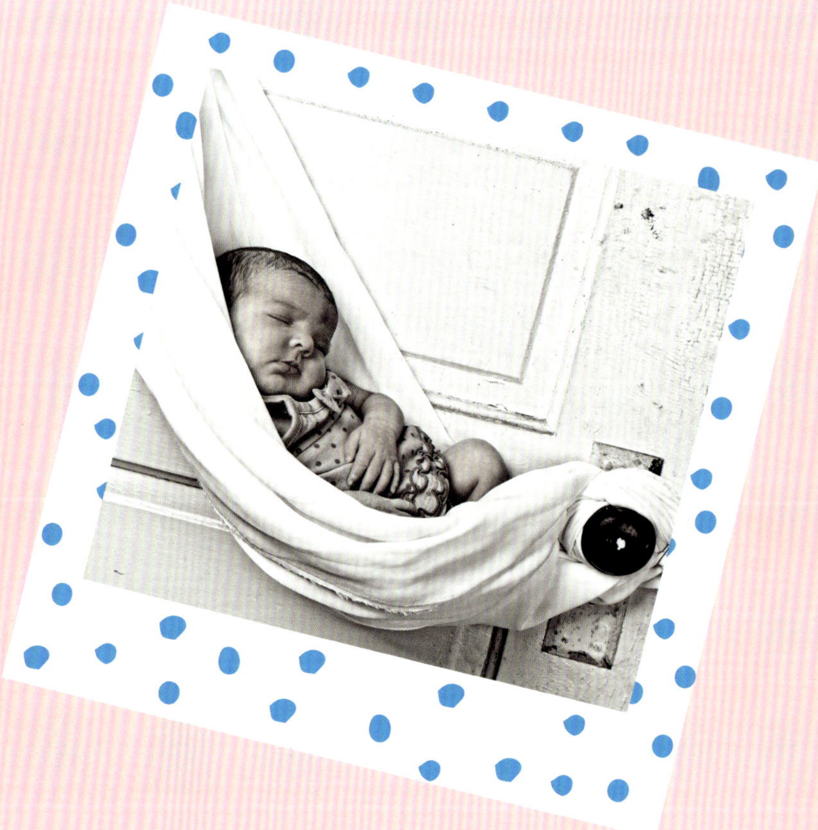

Wir sind zu dem Schluss gekommen, dass es richtige Methoden gar nicht gibt. Denn schauen wir es doch einmal aus der Vogelperspektive an: Wenn nichts Gröberes dazwischenkommt – Krankheit etwa, Fieber oder echter Kummer –, haben die Kleinen das Schlafen eigentlich drauf. Das Problem sind in der Regel doch eher die Umstände. Ganze Kulturräume dieser Erde haben von dem Wort »Einschlafstörung« noch gar nichts gehört, bei uns dagegen schießen Schlafambulanzen wie Pilze aus dem Boden.

ERWACHSENE GEBEN DEN TAKT VOR

Bei diesem Geschenkpaket kommen eindeutig die Empfänger ins Spiel – wir Erwachsenen also, mit unserem ganzen kulturellen Gehäuse. Können wir uns auf die Bedingungen einlassen, die der Kinderschlaf zum Gelingen braucht? Passen sie in unseren Alltag, passen sie zu unseren Überzeugungen? Wo auf dem Weg treffen wir uns?

Genau diese Entscheidungen haben viel mit Dingen zu tun, die wir selbst oft nur teilweise in der Hand haben (und wir Autoren schon gar nicht …). Mit welchen Füßen wir gerade im Leben stehen etwa – ob eher fest oder eher wackelig. Mit welchen Erwartungen wir uns auf den Weg machen – lassen die uns überhaupt nach rechts oder links schauen? Wer uns begleitet auf dieser Reise, welcher Partner, welche Freundin, welche Großmutter, und wie viel Unterstützung die uns geben können. Und natürlich: In welchem Licht wir dieses Kind sehen, auf das wir da zugehen (das war Thema des letzten Kapitels). Und auch das spielt eine Rolle, keine kleine sogar: Mit welchem Kind gehen wir diesen Weg? Jedes hat sein ganz eigenes Naturell, und das eine passt womöglich besser zu unserem eigenen Programm als das andere. Ja, bei all diesen Dingen können wir wirklich wenig machen!

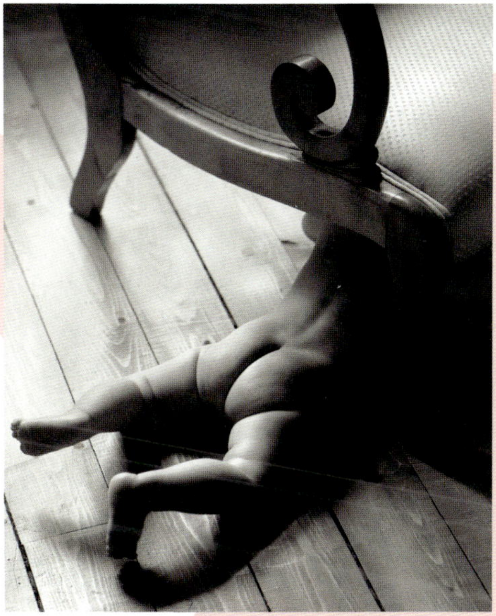

In den ersten drei Lebensjahren schlafen Kinder im Schnitt mehr, als dass sie wach sind. Ob sie sich tagsüber wohl und sicher fühlen, hängt auch davon ab, ob sie sich im Schlaf wohl und sicher fühlen.

Und wie gut passt das zum Thema Schlaf – wir können wenig *machen*, wir können allenfalls loslassen. Konzepte loslassen, Vorstellungen loslassen, wie das mit den Kindern laufen muss, Ängste loslassen, dass wir vielleicht nicht in den Elternhimmel kommen, wenn wir in unserem Leben mit den Kindern nicht diese Bude besucht haben oder jene. Vielleicht müssen wir Himmel und Hölle tatsächlich vergessen und einfach wir selbst sein. Und in dieser Schlichtheit dann unseren Kindern begegnen, wie sie sind. Ja, vielleicht sollten wir einfach …

SCHLAFSTRESS IST KEINE »KINDERKRANKHEIT«

Einfach? An diesem Weg ist gar nichts einfach. Einfach sind die Methoden, die Programme, das Sich-bedienen-Lassen aus den Bauchläden der Kenner und Experten. Der eigene Weg fordert uns ganz schön was ab, und er ist mal so, mal so, mal auf, mal ab, lebendig eben, aber paradiesisch gewiss nicht. Wenn das Thema Schlaf unseren Alltag im Griff hat, unsere Gedanken, unsere Gespräche und unseren Feierabend auch, dann steht darüber: Schlafstress!

Woher der Schlafstress kommt? Vom Kind, ja, natürlich. Es zahnt, es ist erkältet, es kämpft mit Dreimonatskoliken. Selten kann auch einmal ein echtes medizinisches Problem dahinter stehen, wie etwa eine Nahrungsmittelallergie, Verstopfung oder etwas anderes, das dem Baby Schmerzen macht, vom wunden Po bis zum eingewachsenen Zehennägelchen. Oder das Stillen klappt noch nicht so richtig. Meist wackelt dann früher oder später auch der Schlaf.

SCHLAF: EINE ART »BINDUNGSTEST«

Oder die kleine Seele ist in Aufruhr, auch das verbaut dem Schlaf den Weg. Vielleicht steckt das Kind mitten in der »Fremdelphase«. Vielleicht ist ein Geschwisterkind geboren. Oder das Kind ist neu in eine Kita gekommen. Oder es ist schon länger in einer Kita, wird dort aber zu oft mit Notrationen abgespeist. Denn wenn es um Beziehungen geht, sind die Kleinen ziemlich konsequent: Sobald es hier hapert, wird beim Kind das »Bindungssystem« aktiviert. Das Kind klammert, sucht Nähe und Rückversicherung. Und das gerne und mit ausdauernder Hingabe auch nachts. Oft merken Mütter erst am Schlaf ihrer Kleinen, wie viel Trennung sie ihnen tagsüber zugemutet haben. Umgekehrt ebnen »gute Tage« auch den »guten Nächten« den Weg. Alles, was tagsüber für Entspannung und gute Laune sorgt, lockt die Schlafengel. Kein Wunder, dass selbst Babys besser schlafen, wenn sie tagsüber viel draußen sind! Und wenn sich der Stress im Haus in Grenzen hält.

HOHER SOZIALER DRUCK – AUCH BEIM THEMA SCHLAF

Wer zugeben muss, dass sein Kind noch nicht durchschläft, steht genauso dumm da wie die Mutter, deren Kind ausgerechnet an der Supermarktkasse einen Zornanfall hinlegt. Überforderte Eltern, heißt es dann, oder: Ja, man sollte doch einen Erziehungsführerschein einführen!

DER ELTERLICHE ANTEIL

Aber Schlafstress kann auch von uns Eltern selber ausgehen. Gar nicht so selten entsteht der Stress direkt zwischen unseren Ohren! Etwa, wenn wir selbst in Not sind, wenn wir uns klein und unzulänglich fühlen (zum Beispiel, weil wir offensichtlich auch in Sachen Babyschlaf so richtige Versager sind …). So ist das nun einmal: Uns kann ein Königreich gehören, aber sobald Ängste ins Spiel kommen, sind wir Bettler. Und deshalb hat Schlafstress überraschend viel mit den Erwartungen zu tun, an denen wir uns gerade abarbeiten. Es ist etwas anderes, ob wir abends ein Baby schlafen legen, über dessen Nähebedürfnis wir uns freuen, mit dem wir gerne kuscheln und das wir aus vollem Herzen »verwöhnen«! Dann sind wir Königinnen. Oder ob wir ein Baby schlafen legen, von dem wir nur eines erwarten: dass es endlich schläft, weil gleich der »Tatort« beginnt. Oder gar ein Baby, dessen Nähebedürfnis uns in Aufruhr versetzt, weil wir fürchten, das Baby werde vielleicht »verwöhnt« oder es würde uns manipulieren, wenn wir nicht konsequent genug mit ihm umgehen. Dann sind wir allenfalls Nachtwächterinnen auf Patrouille in unserem Königreich. Was glauben Sie, wie sehr unsere Großeltern mitsamt ihrem Glauben an die Segnungen der frühen Sauberkeit unter »Ausscheidungsstress« standen? Tatsächlich beginnt der größte Stress bei der Frage, was denn richtig und normal ist. Und das ist beim Schlaf nicht anders.

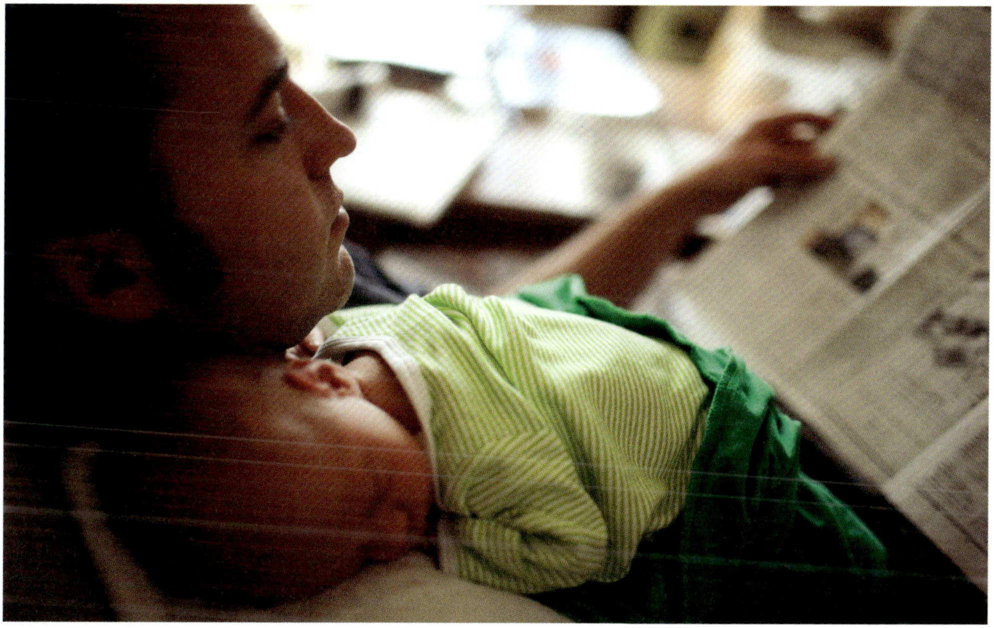

Probleme von Schlaftrainings und -methoden

Die Schlafprogramme, von denen wir hier reden, sind allesamt Variationen einer in den 1980er-Jahren in den USA von dem Kinderarzt Richard Ferber entwickelten Methode, die sich durch folgende Annahmen auszeichnet: Dass Babys nachts immer wieder aufwachen, sei zwar normal. Ab sechs Monaten könne man ihnen aber durch eine gezielte Behandlung beibringen, allein den Weg zurück in den Schlaf zu finden. Dadurch wären die Kleinen in der Lage, von nun an zehn oder sogar elf Stunden durchzuschlafen – ganz ohne elterliche Hilfe. Doch stimmen diese Behauptungen? Stimmen die Annahmen, auf denen sie beruhen?

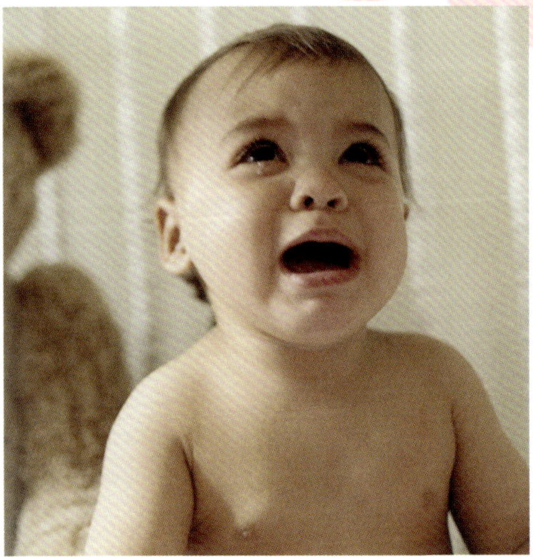

Der Erfolg des Programms stelle sich nach wenigen Tagen bis wenigen Wochen ein. Es habe nicht nur praktische Vorteile für die Eltern, sondern sei auch gut für die Kinder: Durch diese Behandlung lernten die Babys nämlich, nächtlichen Kummer nicht mehr mit den Eltern auszuhandeln, sondern sich »selbst zu trösten« – ein Plus für ihre Entwicklung!

TRAINING VON BEDÜRFNISSEN?

Wie bringt man Babys nun bei, den Weg in den Schlaf alleine zu finden, wenn sie nachts aufwachen? Der Schlüssel dazu, so die Verfechter dieser Methode, liege in der Einschlafsituation: Man müsse die Babys daran gewöhnen, ohne elterliche Hilfe einzuschlafen. Statt das müde Baby zu stillen, zu tragen oder zu schaukeln, lege man das Baby deshalb wach ins Bett. Nur so könne erreicht werden, dass sich die »Einschlafassoziation« des Kindes ändere und das Kind das Einschlafen nicht mehr mit der Erfahrung von elterlicher Nähe verbinde. Das Programm sieht vor, das Baby für immer längere, festgelegte Zeiträume allein zu lassen – die Intervalle

Aus Frustration soll eine weise Entscheidung wachsen. So gut das klingt, die Behauptung ist falsch. Das extrem schutz- und pflegebedürftige Menschenbaby ist von Natur aus darauf gepolt, seinen Trost nur bei den ihm vertrauten Erwachsenen zu suchen.

werden dann schrittweise von drei Minuten auf maximal zehn Minuten gesteigert. Auch wenn das Baby dagegen heftig protestiert, sollen die Eltern immer nur in den vorgesehenen Abständen nach dem Baby schauen – und zwar kurz, für höchstens ein bis zwei Minuten. Dabei dürfen die Eltern zwar beruhigend mit dem Baby reden, sollen aber unbedingt vermeiden, dass sie das Kind hochnehmen, stillen oder ihm eine andere »körperliche Einschlafhilfe« geben. Denn das würde wieder den alten, ungünstigen Einschlafassoziationen in die Hände spielen.

DIE THEORETISCHE GRUNDLAGE

Das Programm setzt die in der Nachkriegszeit populäre Theorie des Behaviorismus um. Nach dieser Theorie wird ein menschliches Verhalten durch die Verbindung mit positiven Reizen (»Belohnung«) verstärkt und durch die Verbindung mit negativen Reizen (»Bestrafung«) abgeschwächt oder sogar ausgelöscht. Entsprechend wird die beschriebene Schlafmethode auch als Extinktionsprogramm bezeichnet (das unerwünschte Verhalten des »Schlafprotests« soll ausgelöscht werden). Wegen der zeitlichen Vorgaben wird das Programm als »kontrolliertes« Schreienlassen bezeichnet.

WIRKLICHE SCHLAF»STÖRUNG«?

Es stimmt: Schlafentzug ist eine besonders gemeine Art der Folter. Und wenn sich der Schlafmangel über Wochen und Monate hinzieht, ist es nur verständlich, dass Eltern jedes Schlupfloch suchen, um da rauszukommen. Und niemand bestreitet, dass mit dem Schlaf der Kleinen manchmal wirklich alles schiefläuft. Gefühlte 24 Stunden vergehen damit, das Kind ins Bett zu bringen und wieder und wieder in den Schlaf zu jonglieren. Und dann taucht dieses einfache, klar strukturierte Programm auf wie ein Silberstreif am Horizont. Sein Versprechen: In wenigen Tagen heilt es die »Schlafstörung« des Kindes und gibt den Eltern ihren Schlaf zurück. Auch der versprochene Beifang ist nicht zu verachten: Die neu erworbene Selbststeuerung treibe die Entwicklung des Kindes voran, machte es selbstständiger und bringe ihm bei, sich selbst zu trösten!

Wir lehnen die »Extinktionsprogramme« trotzdem ab – ob in ihrem klassischen Gewand

DER (WEITE) WEG ZUM SELBSTVERTRAUEN

Natürlich können Kinder irgendwann lernen, ihre Gefühle zu kontrollieren und sich selbst zu trösten. Aber diese wunderbare Fähigkeit entsteht nicht durch Frustration oder durch Zwang, nicht indem wir das Kind seiner Angst aussetzen, nicht indem wir dem Kind unsere Zuwendung entziehen. Selbstkontrolle entsteht auch nicht innerhalb von Stunden oder Tagen, sondern innerhalb von Jahren. Sie beruht letzten Endes auf der Erfahrung von Sicherheit und Vertrauen. Nur daraus erwachsen Selbstsicherheit und Selbstvertrauen.

(Lass sie schreien, bis sie schlafen!) oder in der modifizierten Version des »kontrollierten« Schreienlassens. Weder stimmen die diesen Programmen zugrunde liegenden Annahmen und Behauptungen, noch passen sie zum Kind.

WAS LERNEN DIE KINDER WIRKLICH?

Vordergründig liegt die Antwort auf der Hand: Wenn sie abends endlich Ruhe geben und einschlafen – dann haben sie tatsächlich gelernt zu schlafen.

Die Befunde der Hirnforschung widersprechen dieser Annahme. Kindliches Lernen wird demnach durch positive Gefühle angetrieben, durch Begeisterung und innere Anteilnahme. Und auch durch eine stimmige Beziehung zum »Lehrer«. Kinder gestalten ihr Lernen immer entlang eines »Beziehungsfadens«! Lernen ohne Entspannung, Lernen ohne Beziehung ist undenkbar. Kein Wunder, dass ein Grundsatz der heutigen Frühpädagogik lautet: Gestresste Kinder lernen nichts!

ZWANG STATT LERNEFFEKT

Nichts von diesem Rückenwind unterstützt die Kinder beim kontrollierten Schreienlassen. Dieses Programm setzt auf das glatte Gegenteil: Beziehungen? Fehlanzeige. Positive Gefühle? Keine Spur. Das beherrschende Motiv ist stattdessen Stress – die Kinder werden so lange mit Frustration und ihren negativen Emotionen konfrontiert, bis sie einschlafen. Wir müssen uns deshalb reinen Wein einschenken: Das Kind lernt nicht alleine zu schlafen, es wird dazu gezwungen. So wenig ein Kind essen lernt, indem man es zwingt, endlich seinen Brokkoli zu schlucken, so wenig lernt es das Schlafen, indem es vor Erschöpfung einschläft.

Warum die Babys trotzdem irgendwann Ruhe geben, hat einen anderen Grund. Sie machen das, was alle Säugetiere tun, wenn sie in einer ausweglosen Situation feststecken: Sie werden stumm. Sie verfallen in das, was Biologen als Schutzstarre bezeichnen: Wer weder durch Kämpfen noch durch Fliehen entkommen kann, tut gut daran, Energie zu sparen. Und wer gelernt hat, dass sowieso keine Hilfe kommt, sollte nicht auch noch die Raubtiere auf sich aufmerksam machen. Dass das Kind ruhig ist, heißt also noch lange nicht, dass es schlafen gelernt hat. Es hat gelernt, nicht zu protestieren.

Unsere Sorge ist deshalb, dass das Kind beim angeblichen Schlafenlernen etwas ganz anderes abspeichert: Ohnmacht und die Erfahrung, dass es ohne Wirkung und Geltung ist, wenn es ihm am meisten darauf ankommt. Dass es sich in der Not eben nicht auf den Schutz der Großen verlassen kann. Der »Lernfortschritt« geht damit auf Kosten dessen, was das Baby jetzt eigentlich aufbauen will: Vertrauen in die Welt.

SCHLAFEN GEHT ANDERS

Das Ticket, das wir normalerweise für die Fahrt ins Traumland lösen, ist beim kontrollierten

Bild rechts: Löse das Schlafproblem deines Kindes! So hieß der Titel des ersten Buches von Dr. Richard Ferber, dem »Erfinder« des kontrollierten Schreienlassens, der heute manche seiner früheren Aussagen aus den 1980er-Jahren selbst kritisch sieht. Ist der Schlaf wirklich das Problem des Kindes? Oder vielmehr eins von uns Großen?

Schreienlassen ungültig. Statt Entspannung ist ihm Anspannung aufgestempelt. Es ist anzunehmen, dass diese Anspannung die Kinder auch mit in den Schlaf begleitet, schließlich nehmen sie ja gerade auf der ersten Strecke des Schlafes die Welt noch mit einem halben Auge wahr. Messungen des Stresshormons Cortisol deuten tatsächlich darauf hin, dass Babys, die sich in den Schlaf schreien müssen, auch während der weiteren Nacht »unter Strom« stehen. Sie bleiben sozusagen auf der Hut. Das ist wenig verwunderlich, wenn man bedenkt, dass die Suche nach Nähe beim Einschlafen alles andere als ein Luxusbedürfnis, sondern ein stammesgeschichtlich tief verwurzeltes – und mit entsprechenden Ängsten bewehrtes – Überlebensprogramm darstellt. Die »behandelten« Kinder befinden sich jetzt ja in einem von der Natur nicht vorgesehenen Zustand: Sie sind regelrecht stummgeschaltet – egal welche Signale sie geben, ihr Schreien wird keine Antwort bekommen. Und diese »Kontaktsperre« gilt für alle Grundbedürfnisse, Hunger und Durst inbegriffen.

DIE THEORIE PASST NICHT ZUM KIND

Nun mag behauptet werden, dass Hunger und Durst urplötzlich mit dem sechsten Lebensmonat verschwinden – und zwar ausgerechnet nachts. Diese Behauptung, so populär sie gerade unter den Anhängern des kontrollierten Schreienlassens sein mag, ist dennoch falsch. Vor allem aber: Was macht diese »Stummschaltung« mit dem Kind? Welche Auswirkungen

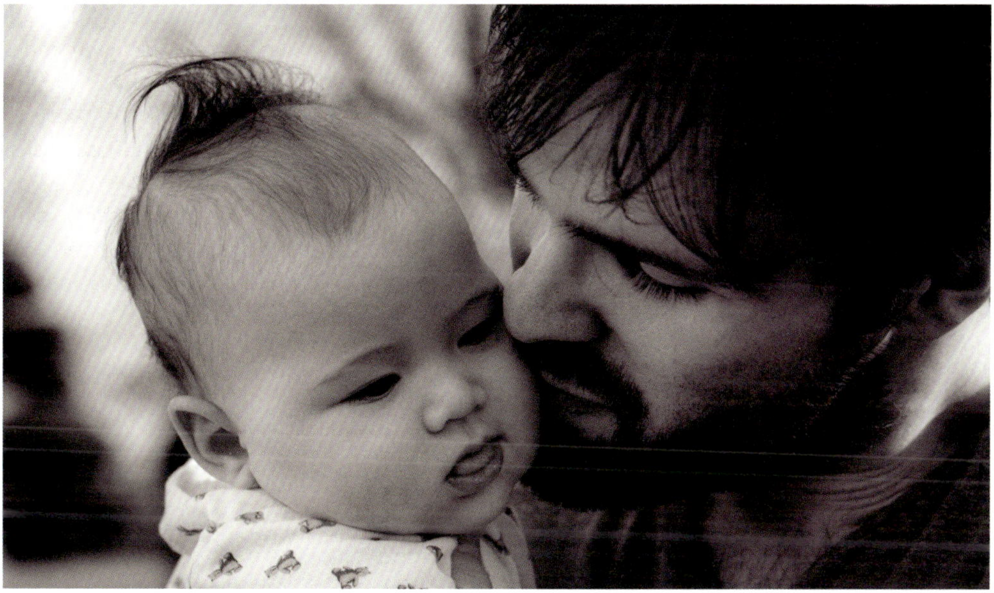

EINE RECHNUNG OHNE DIE KINDLICHEN BEDÜRFNISSE

- Die unsichere Welt unserer Vorfahren hat dafür gesorgt, dass kleine Kinder nachts nicht von beliebigen Veränderungen beängstigt werden, sondern schlicht und einfach davon, dass sie allein sind. Dass es inzwischen dunkel geworden ist oder dass sie nicht mehr in dem Auto sind, in dem sie eingeschlafen sind, ist ihnen egal. Sie bekümmert etwas anderes: Wenn die Verbindung zu den Großen abreißt. Dass sich Babys sicher fühlen, nur weil sie beim Aufwachen noch immer genauso allein sind wie beim Einschlafen, ist Unsinn: »Aha, ich bin noch genauso allein wie beim Einschlafen! Dann ist ja alles in Ordnung und ich brauche keine Angst vor Bären, Schlangen und Frost zu haben.«

- Und was genau heißt denn »in Ordnung«? Selbst wenn die Welt nachts noch dieselbe wäre wie beim Einschlafen, heißt das noch lange nicht, dass sie deshalb für das Baby »in Ordnung« ist. Ja, die Babys mögen in einer »vertrauten« Umgebung aufwachen, aber sie werden ihr deshalb noch kein Vertrauen schenken.

- Die Spur aus der Menschheitsgeschichte führt in eine ganz andere Richtung. Schon ab dem Tag ihrer Geburt sind Kinder auf bestimmte Erwartungen gepolt: Nähe erfahren, gestillt werden, getragen werden, gehalten werden … Diese natürlichen »Einschlafassoziationen« funktionieren, weil sie den magischen Schlüssel enthalten, der Kindern das Tor zum Schlaf öffnet – sie vermitteln das Gefühl von Sicherheit! Das ist übrigens auch der Grund, warum gerade das Stillen zum Einschlafen so gut wirkt, eben weil damit das ganze Programm verbunden ist, Nähe, Wärme, Nahrung – und morphiumähnliche Substanzen in der Muttermilch.

- Der grundlegende Irrtum der angeblich auf »Extinktion« gerichteten Schlafprogramme besteht darin, dass sie meinen, man könne diese natürlichen Erwartungen einfach löschen und durch neue, »erlernte Gewohnheiten« zu ersetzen, die praktischer sind. Wie man vielleicht hofft, ihre Essassoziation »leckeres Eis« einfach durch »leckerer Brokkoli« zu ersetzen. Nein, diese alten Assoziationen entstammen einer anderen Liga, sie sind biologisch verankert. Ein Kind, dessen »Einschlafassoziationen« bisher an die Anwesenheit der Eltern gebunden waren, wird nicht auf einmal deren Abwesenheit als neue Einschlafassoziation akzeptieren. Dazu muss man es zwingen – gegen seine Natur.

hat sie auf sein sich entwickelndes Gefühl für sich selbst? Die hinter dem Programm stehende psychologische Theorie des Behaviorismus klingt einfach: Das Kind »verlerne« das nächtliche Schreien dadurch, dass es für sein Schreien nicht mehr »belohnt« werde. Wir halten die Übertragung dieser vor allem anhand von Versuchen mit Hunden und Labormäusen entwickelten Theorie auf den kindlichen Schlaf für äußerst problematisch. Im Grunde nämlich wird das Kind in dieser Theorie als eine Art Reiz-Reaktions-Maschine betrachtet. Die für uns Menschen alles entscheidende Beziehungsebene wird dagegen ausgeklammert.

UNDENKBAR: KITA-EINGEWÖHNUNG OHNE ERZIEHER(IN)

Schauen wir uns diese Theorie einmal im Lichte einer anderen »Trennungssituation« an: Wer würde sein Kleinkind einfach in einer Tageseinrichtung abgeben, ohne es nach und nach an die neue Situation zu gewöhnen? Wer würde es in dieser schwierigen Trennungsphase einfach seiner Angst überlassen? Niemand würde ein solches Programm auch nur in Erwägung ziehen. Stattdessen setzen wir ganz selbstverständlich darauf, dass das Kind in unserer Begleitung eine eigene Sicherheit aufbaut, dass es Vertrauen in die neuen Umstände und Menschen entwickelt. Das Kind soll die Trennung schaffen, indem es sich Gewissheiten in den Rucksack legt, Vertrautheit, positive Erfahrungen! Und beim Schlafen meinen wir, wir könnten dem Kind eine noch tiefgreifendere Trennung einfach so zumuten – nämlich die Trennung in den Schlaf? Ohne Übergang, ohne Eingewöhnung, ohne Aufbau einer eigenen Sicherheit? Eine Trennung zudem, nach der das Kind wirklich komplett alleine und hilflos dasteht (beziehungsweise daliegt)? Und die noch länger dauert als die Stunden in der Kita?

KINDER SIND KEINE OBJEKTE

Zudem ist die Theorie – und das ist nun ein persönlicher Einwand – in einer uns unverständlichen Sprache geschrieben: Die »Beziehungssprache« erscheint uns als grausam. Das Kind wird hier in unseren Augen zum Objekt degradiert. Empfohlen wird etwa, mit dem Schlafprotest auch dann »sachlich und ruhig« umzugehen, wenn das Kind erbricht. Da gälte es, alles sauber zu machen und dann mit dem Programm fortzufahren. Wir können da nicht mit – es gibt nach unserem Menschenbild Dinge, die funktionieren und die man trotzdem nicht tun sollte – erst recht nicht mit einem Kind.

EIN BABY, DAS SCHLAF SUCHT, IST NICHT GESTÖRT

Wir wollen nicht sagen, dass die Theorie des Behaviorismus grundsätzlich falsch wäre, wir halten sie nur nicht für passend im Kontext von Erziehung, die ja im Grunde auf der Gestaltung von Beziehungen beruht. Tatsächlich haben die »Verlern«-Strategien in der Therapie bestimmter psychischer Störungen durchaus ihren Platz. Der Unterschied allerdings ist gravierend: Bei Angst- oder Zwangsstörungen ist sich der Patient seines Problems bewusst, er leidet und will behandelt werden. Das Kind aber leidet nicht und will auch nicht behandelt werden. Vor allem aber: Das eine Mal besteht eine Beziehung zu einem Therapeuten, das andere Mal zu den eigenen Eltern. Ein gravierender Unterschied.

Lichtblick: Stress reduzieren

Viele Eltern erleben diesen Zielkonflikt tagtäglich: Man will abends eigentlich noch etwas für sich selber machen. Vielleicht ein bisschen Yoga auf der Matte üben oder einfach nur faul vor der Glotze liegen. Und manchmal ist auch für die Arbeit noch dringend eine E-Mail zu schreiben. Und genau an solchen Tagen zieht sich das Einschlafen endlos hin, gerade mit den älteren Säuglingen und den Kleinkindern. Die macht man »bettfertig« – Garderobe wechseln, Zähne putzen … und dann kuscheln, stillen, noch ein bisschen nuckeln und so weiter. Was Kinder eben brauchen, um runterzukommen. Hat man Glück, so schläft das Kleine. Hat man Pech, ist der Schlafengel schon zum nächsten Kind weitergezogen, und alles geht von vorne los. Nicht selten vergehen zwischen dem ersten Kontakt mit dem Schlafanzug und dem echten Einschlafen zwei oder drei Stunden. Viel Zeit, in der man schon mal kribbelig werden kann: Was wäre noch alles zu erledigen!

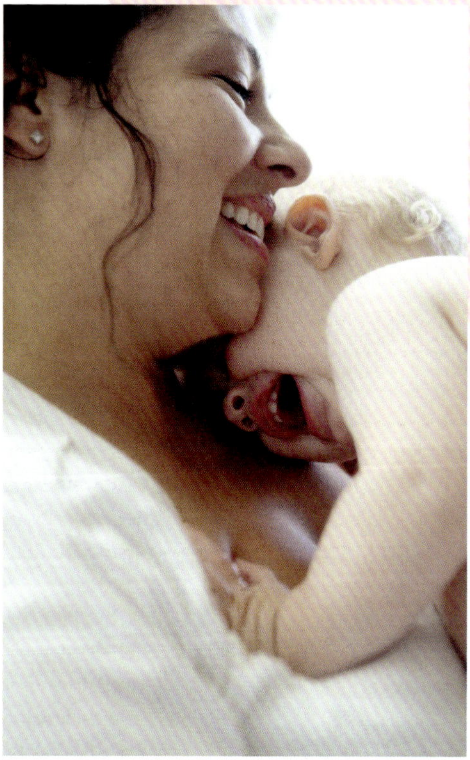

GEMEINSAM UND OHNE DRUCK

Fragt man Mütter in ursprünglichen Kulturen, wann denn für ihre Kleinen Schlafenszeit sei und wie sie die dann »ins Bett bringen«, so erntet man fragende Blicke: Was meint die Fragestellerin wohl? Denn feste Zeiten gibt es in diesen Kulturen nicht, die Kinder schlafen einfach ein. Und zwar erstens dort, wo auch ihre Mütter sind, und zweitens während der Tätigkeiten, die diese gerade verrichten. Tatsächlich kann dieser Blick auch unser Handlungsrepertoire erweitern. Denn vielleicht heißt die Frage gerade dann, wenn das Kribbeln übermächtig wird, ja gar nicht: Wie kann ich das besser machen? Sondern: Können wir das nicht vielleicht ganz anders machen und auf jeden Fall gemeinsam?

Zur Grundausstattung gehören vor allem: von Langeweile, Kummer und von schlechter Laune verschonte Eltern.

ACHT WAHRHEITEN ÜBER DEN KINDERSCHLAF

Möglicherweise haben all die tollen Ratschläge zum Thema Schlaf ja deshalb so ein kurzes Verfallsdatum: Die besten Tipps der Welt helfen nichts, solange wir nicht zwischen den Ohren reinen Tisch machen. Unseren Ohren.

Erstens: Es geht ums SCHLAFEN

Beim Schlafen ist es wie mit der Trotzphase der Kinder. Die wird erst dann richtig kompliziert, wenn wir in den Zornanfällen gleich den Untergang des Abendlandes sehen: Was, um Himmels willen, soll aus diesem Kind nur werden? Tatsächlich lässt sich das Trotzkopfalter nur dann einigermaßen heil überstehen, wenn wir uns an der Kasse des Supermarktes immer wieder sagen: Es geht hier um einen Schokoriegel! Nicht um die Macht. Nicht um böse Absichten, nicht um das tragische Ende einer Liebesbeziehung . Und so ist das auch mit dem Schlafen. Das Schlechtschlafalter lässt sich nur überleben, wenn wir uns immer wieder sagen: Da geht es ums Schlafen! Nicht um Charakterbildung, nicht um die spätere Selbstständigkeit, nicht um Verwöhnung. Und nicht einmal darum, ob wir gute Eltern sind oder schlechte.

Zweitens: Was ist normal?

Die Geschichte der Erziehung zeigt ganz klar: Immer wenn um »Erziehung« gerungen wird, wird es stressig. Nie gab es mehr Probleme mit der Sauberkeit als zu Zeiten, als Eltern genau dieses Ziel auf dem Zettel hatten. Nie gab es mehr Essprobleme als zu Zeiten, als die Kleinen ihren Spinat hinunterschlucken mussten. Immer wenn wir gegen natürliche Bedürfnisse kämpfen (unsere eigenen eingeschlossen), kommt Stress ins Spiel. Beziehungsstress. Vielleicht ist deshalb das wichtigste »Schlafprogramm« tatsächlich das: dass wir die kindlichen Bedürfnisse besser verstehen. Dass wir begreifen, was Teil der kindlichen Entwicklung ist und was unter Umständen nur ein Ziel ist, das uns jemand anderes auf den Zettel schreiben will.

Drittens: Was ist denn unsere Rolle?

Wir Autoren sehen es so: Unsere Kinder werden so manche Aufgabe zu lösen haben, viele Ängste und Berge vor sich sehen, das ist Teil ihrer Entwicklung. Wir Eltern können das nicht für sie regeln, aber wir können einen sichernden Rahmen schaffen, eine »Beziehungsheimat«. Das ist unser Job als Eltern. Wo wir uns als Trainer und Lehrer verstehen, werden die Ziele übermächtig. Das belastet unsere Beziehungen. Etwa mit Scham. Nicht wenige Eltern schämen sich für ihre Kinder. Eben weil sie die für sie vorgesehenen Ziele nicht erreichen. Sie schämen sich zum Beispiel dafür, dass ihre Kinder noch immer bei ihnen im Bett schlafen.

Aber werden Eltern, die sich für ihr Kind schämen, in der Lage sein, zu ihrem Kind zu stehen, wenn es drauf ankommt? Werden sie ihm Mut machen können? Eigentlich ist das doch unsere wichtigste Aufgabe. Sie kommt rasch ins Hintertreffen, wo wir uns als Esstrainer, Schlaftrainer oder Ausscheidungstrainer unserer Kinder definieren.

Viertens: Niemand ist schuld

Wenn etwas nicht so läuft, wie wir uns das vorstellen (und wann genau tut es das denn?), dann geht die Suche nach dem Schuldigen los.

Warum tut Baby nicht, was ich von ihm will? Das kleine Geschöpf ist vielleicht nicht normal (das sind die Nachbarkinder). Es hat eine Schlafstörung. Es will uns um den Finger wickeln, uns manipulieren, die Macht übernehmen, das volle Programm. Andere beginnen mit der Suche nach der Schuld eher bei sich selber: Ich bin eine schlechte Mutter, ich bin zu gestresst, hätte ich damals doch … und überhaupt.
Nur selten schauen wir uns eine dritte Möglichkeit an: dass weder das Baby noch wir selbst Schuld tragen. Eventuell stimmen ja die Bedingungen nicht, unter denen wir uns begegnen? Daran lässt sich womöglich besser arbeiten, als wenn wir am Baby herumschrauben wollen oder uns selbst ans Kreuz nageln.
Dass der Kinderschlaf so oft im Tal der Tränen endet – daran ist niemand »schuld«. Auch daran, dass die Zornanfälle der Kinder oft so grausam nervig sind, ist niemand schuld. Auch wenn wir Eltern alles richtig machen, wird es bei diesen Themen Stress geben.

Fünftens: Hier und Jetzt nicht verleugnen!

Manchmal wird einem als Eltern der Eindruck vermittelt, Erziehung bestünde darin, die Kinder schon früh mit Kummer zu konfrontieren, weil man die Kleinen nur so gegen späteren Kummer rüsten könne. Das Kind wachse sozusagen an der Überwindung von Kummer! Diese Haltung begegnet uns in nicht wenigen Schlafprogrammen: Da soll dem Kind etwa der Trost seiner Eltern entzogen werden, damit es lernt, sich selbst zu trösten. Das sei gut für sein späteres Leben! Entsprechend verzichten Tausende von Müttern darauf, ihr Kind an der Brust einschlafen zu lassen. Sie haben sich überzeugen lassen, dass diese »falsche Gewohnheit« später zur Last wird und den Kindern in ihrer Entwicklung in die Quere kommt.
Wir sind anderer Meinung. Wir glauben nicht daran, »dass man Kinder auf späteres Unglück vorbereiten kann, indem man sie schon früh Unglück erfahren lässt«, wie Alfie Kohn es einmal ausgedrückt hat. Wir glauben an das Gegenteil: Das gelungene Hier und Jetzt macht Kinder stark. Kinder sammeln ihre Kraft, indem sie in ihrer Entwicklung das tun, was jetzt für sie ansteht. Sie werden mutig für den nächsten Schritt, indem sie die Aufgaben anpacken, die ihren jetzigen Fertigkeiten entsprechen. Warum das Heute kleinreden? Haben wir als Eltern denn wirklich so viel Kraft, dass wir uns mit Lösungen beschäftigen, noch bevor überhaupt ein Problem da ist? Es kann ja sein, dass das Einschlafen an der Brust einmal nervt und dann zum Thema wird. Aber warum es schon jetzt zur »falschen Gewohnheit« erklären, wenn es Mama und Baby vielleicht beide genießen? Warum in unserem Königreich eine Diktatur des »Damit« einführen?

Sechstens: Was ist denn das Ziel?

Wenn es ums Schlafen geht, begegnen wir unseren Kindern oft mit Zetteln voller Zielen in der Tasche – wir haben davon geredet. Wie schnell leben wir uns da auseinander! Und sobald die Schlaffrage zur Machtfrage wird, haben alle verloren. Vielleicht sollten wir unseren Kompass deshalb auf ein Minimalziel eichen: dass wir aus dieser im wahrsten Sinn des Wortes verrückten Phase allesamt irgendwie wieder heil herauskommen. Dass aus den »Schlafstörungen« keine »Beziehungsstörungen« werden. Dass wir diese schrecklich überladene Zeit überleben, ohne dass wir später darauf hoffen müssen, dass unsere groß gewordenen Kleinen ausgerechnet dann an diese Phase zurückdenken, wenn sie für uns das Altersheim aussuchen. Wir selbst werden diese Zeit da schon längst vergessen haben. Man erinnert sich nämlich an den Stress rund um den Schlaf der Kleinen später nur noch vage. Man erinnert die magischen Momente. Schauen wir also, dass wir so viele davon erhaschen können wie möglich!

Siebtens: Braucht es so viel Material?

Für einen guten Schlaf braucht es vor allem das: ein müdes, tagsüber nett behandeltes Baby. Und präsente, tagsüber nicht allzu malträtierte Eltern. Das heißt nicht, dass dann alles läuft, aber wenigstens stimmen die Voraussetzungen. Eltern setzen stattdessen oft auf die richtige Ausrüstung, das superduper komfortable Bett, den zum fahrbaren Kinderzimmer ausgebauten Kinderwagen, das faltbare Reisebett. Wir glauben, dass die Simplify-Welle auch den Familien Gutes tun kann. Schlafplätze zum Beispiel bekommen für Babys ihre Qualität dadurch, dass sie dort entspannen können, und dazu brauchen die meisten Kleinen ja dann doch eher ihre Großen. Ob das »Bett« dann eine Matratze auf dem Boden vor dem Fernseher ist (warum nicht), das ist zweitrangig. Wenn Babys wirklich die ganzen Kataloge und Internetportale bräuchten, die sie angeblich mit einer »Grundausstattung« versorgen, dann wären wir als Menschheit wohl längst auf der Strecke geblieben. Wenn wir groben Unfug vermeiden (zu viel Alkohol, zu viel Stress), ist alles gut.

Achtens: Alles auf UNSERE Art

Und das als letzte Stärkung mit ins Gepäck: Der Weg in den Schlaf ist schon schwer genug. Wir müssen ihn nicht auch noch nach Art der Anderen wandern. Vielleicht laufen wir ja lieber mit Turnschuhen statt mit Bergstiefeln. Spricht das gegen Reiseführer? Überhaupt nicht, wir haben ja selbst einen geschrieben. Und auch bestimmte Methoden mit ihren klar umrissenen fünf Schritten zum Erfolg können manchmal für mehr Ruhe und mehr Schlaf sorgen. Nur darf uns eben nicht passieren, dass wir nachher das Handbuch besser kennen als unser Kind.

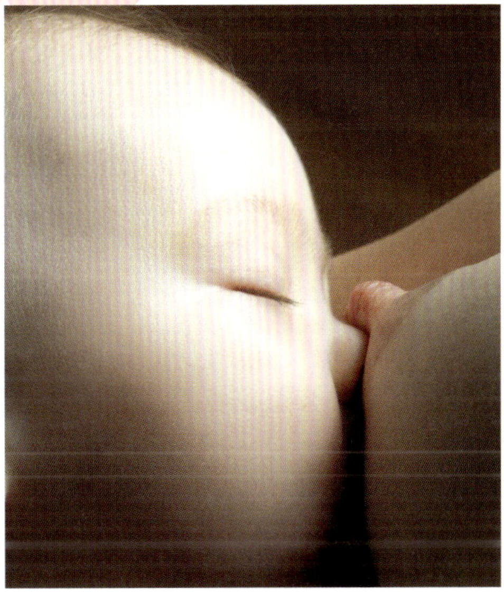

Warum das Einschlafen an der Brust zur »falschen Gewohnheit« erklären, wenn es Mama und Baby vielleicht beide genießen?

Eine gute Beziehung

Es scheint so zu sein, als ob tief in uns bestimmte Bilder und Schablonen lagern, nach denen wir die Welt, die Menschen und auch unsere Kinder interpretieren. Fast so, als blickten wir durch sehr unterschiedliche »innere Augen« auf unsere Kinder! Der eine nimmt sie eher in einer hellen, positiven Färbung wahr, sieht sie als gut für den Weg ins Leben vorbereitet, als grundsätzlich vertrauenswürdig und auf Mitarbeit und Kooperation gepolt. Die Grundthese dieses Blicks lautet: Zutrauen! Der andere erkennt eher dunklere Farben, er sieht die Kinder als fordernd, als egoistisch und entsprechend korrekturbedürftig. Seine Grundannahmen raten eher zu Misstrauen, zumindest aber zu Vorsicht. So abstrakt es klingen mag, diese inneren Grundeinstellungen entscheiden darüber, wie wir tagtäglich mit unseren Kindern umgehen. In welcher »Beziehungssprache« wir miteinander sprechen. Ob diese Sprache eher Verbundenheit und Gemeinsamkeit betont oder aber eher Kontrolle, Einhegung und Distanz. Ob im Mittelpunkt eher das Wesen des Kindes steht, seine Persönlichkeit und sein So-Sein, oder aber sein Verhalten, das es zu korrigieren gilt. Diese Grundeinstellungen sind gleichzeitig die Leitplanken unserer Erziehungshaltung. Und wie fest die stehen, weiß jeder, der schon einmal mit anderen über Erziehungsfragen gestritten hat.

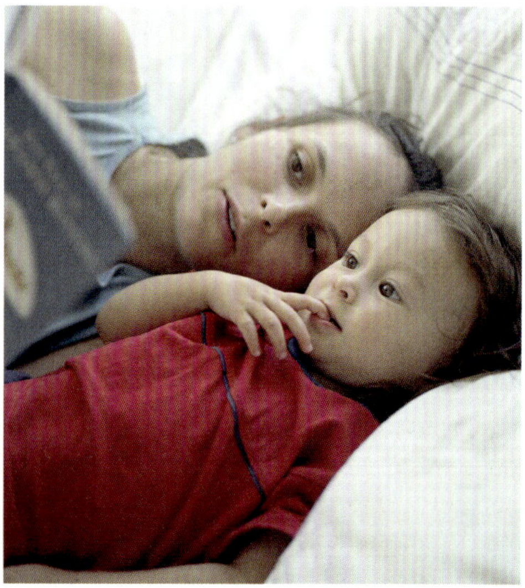

UNTERSCHIEDLICHE BEZIEHUNGSSPRACHEN

Nehmen wir als Beispiel ein Baby, das zu weinen beginnt, wenn wir es abends ins Bettchen legen. Die einen Eltern werden sagen: Es *kann* nicht alleine schlafen. Die anderen behaupten: Es *will* nicht alleine schlafen. Die einen werden sagen: Es schreit, um seine Bedürfnisse anzuzeigen. Die anderen argwöhnen: Es will seinen Kopf durchsetzen. Die einen werden sagen: Es soll Vertrauen erlernen. Die anderen: Es soll Disziplin erlernen, lass es schreien, dann wird es sein schlechtes Verhalten schon ändern. Die einen aber fragen: Was macht diese Behandlung aus seinem *Wesen*?

Beziehungssprachen kommen auch von der Sprache, in der wir selbst aufgewachsen sind.

IN WELCHEM FILM LANDEN WIR?

Der Kinderschlaf hat es in sich: Er bedient nebenbei auch Knöpfe und Schalter tief in unserem Inneren. Hören wir einmal hin: Kinder beginnen regelmäßig zu weinen, wenn sie sich allein gelassen fühlen – zum Beispiel beim Einschlafen. Sie weinen jetzt, im wahrsten Sinn des Wortes, aus »Eigensinn«. »Da stimmt etwas nicht, das ist nicht in meinem Sinn!« Eindeutig: sie widersetzen sich der in ihren Augen »falschen« Einschlafsituation. Und jetzt beginnt das Stühlerücken. Für manche Eltern verwandelt sich der Film mit dem Titel »Angst – ich schreie aus Not!« unter der Hand in einen anderen Film: »Protest – ich schreie, um meinen Willen durchzusetzen!« Nicht wenige Eltern wechseln jetzt komplett den Saal und schauen DIESEN Film zu Ende. Auch er dreht sich um den »Eigensinn« der Kinder – allerdings in einem schlechten, gegen die Eltern gerichteten Sinn. In diesem Film tritt das Kind nicht in der Rolle des Helden auf, der unsere Hilfe braucht. Vielmehr erscheint es uns in einer negativen, problematischen Rolle: Dieses Kind fordert mehr, als ihm zusteht! Dieses Kind will sich nicht an die Regeln halten! Und schon ist es in der Rolle des Bösewichts, dem man eine Lektion erteilen muss: Dieses Kind muss lernen, dass es nicht durchkommt mit seinem Dickkopf! Ein und dasselbe (ja, eigensinnige …) Kind – in komplett unterschiedlichen Rollen. Dieselben Erwachsenen – in komplett unterschiedlichen Filmen! Ja, das Thema Schlaf reicht wirklich bis zu unseren inneren Regieanweisungen – da geht es nicht nur darum, was die Kinder brauchen, sondern was WIR brauchen, wie wir empfinden, wie wir bewerten, wer wir sind.

Woher diese unterschiedlichen Beziehungssprachen kommen? Sie kommen auch von uns selbst. Ging es in unserer Kindheit eher um Kontrolle und Ausrichtung auf äußere Ziele? Oder wurden Beziehungen eher als Heimat erlebt, als Quelle bedingungsloser Wertschätzung? Aber auch unser Befinden im Hier und Jetzt beeinflusst unsere Wahrnehmung der Kinder. Wer gerade mit einem starken Rücken im Leben steht, hat auch Rückenwind in seiner Beziehung zu den Kindern. Umgekehrt gilt auch: Wer permanent unter Druck und Stress steht, wird auch in seinen engen Beziehungen eher trockene Rationen austeilen. Stress ist nun einmal ein sehr effektiver Beziehungskiller (deshalb wird sich niemand wundern, dass auch das Klima in der Gesellschaft mit entscheidet, welche »Kinderbilder« gerade im Angebot sind).

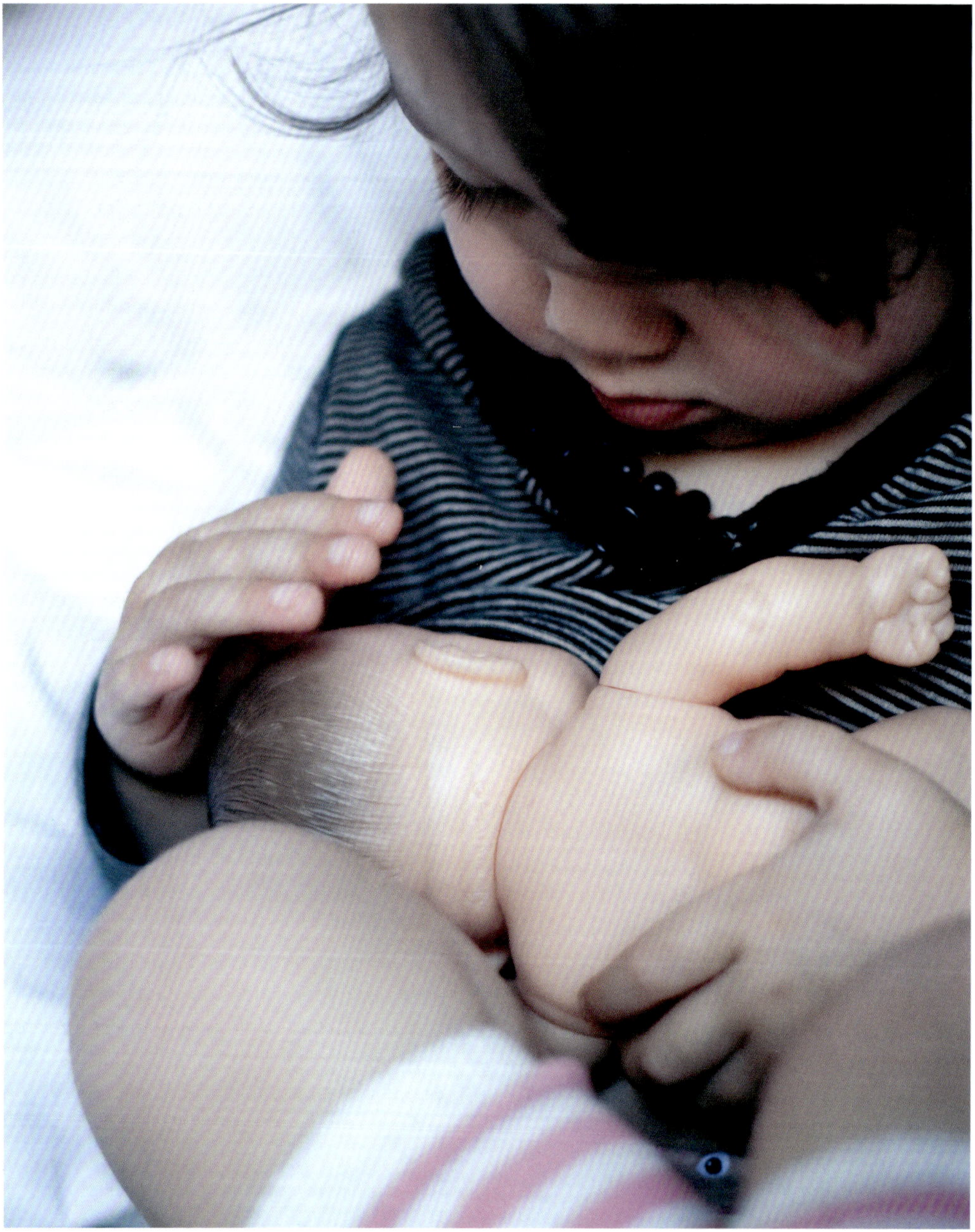

GIBT ES DIE »RICHTIGE« SPRACHE?

Bliebe noch eine Frage: Welche Haltung ist die richtige? Welche Beziehungssprache ist die bessere? Und genau das ist das Problem. Für den, der eine Überzeugung im Herzen hat, ist genau diese die richtige. Dazu kommt noch die bunte Wirklichkeit, in der ein klares Schwarz-Weiß nur selten vorkommt: Die meisten Menschen gehören nicht zur einen oder anderen Kategorie, sondern tragen beide Beziehungssprachen in sich oder reden Dialekt – und diese Dialekte verändern sich im Lauf des Lebens oft genug, Erwachsensein schützt ja vor Entwicklung nicht.

AM ENDE ZÄHLT NUR »UNSER BUCH«

Die Erkenntnisse der Verhaltensforschung wirken da als klarer Angstlöser: Man kann Kinder nicht verwöhnen, indem man ihre Nöte und Bedürfnisse beachtet! Vielmehr können Eltern Sicherheit gewinnen, wenn sie sich ihres eigenen Menschenbildes bewusst sind und wenn sie ihre eigenen Haltungen gelegentlich bedenken und hinterfragen. Wenn beispielsweise in dem bis heute meistverkauften deutschen Schlafratgeber den Eltern empfohlen wird, sie sollen ihr nachts weinendes Kind nicht trösten und auch mit einem möglichen Erbrechen bitte »sachlich und ruhig umgehen«, dann muss jeder für sich selbst entscheiden, ob er damit zurecht kommt. Oder ob da in einer für ihn komplett unverständlichen Beziehungssprache gesprochen wird.

VORSICHT, KAMPFBEZIEHUNG!

Die Gefahr, dass Eltern ihre Beziehung zum Kind beim kontrollierten Schreienlassen immer mehr als Kampf verstehen, erscheint uns ganz real: Das Programm beruht auf einer Art Eskalation – nur wenn die Wartezeiten Schritt für Schritt gesteigert werden, funktioniere es. Die Botschaft ist da eindeutig: Wer abbricht, setzt den Erfolg auf Spiel!

Schlussendlich geht es beim Leben mit Kindern sowieso ab in eine neue Sprachschule: Kinder zu kriegen, ist der Beginn einer neuen Lebensphase, in der alte Überzeugungen auf dem Prüfstand landen. Denn jetzt kommen neue Menschen ins Bild – unsere Kinder. Und sie kommen mit ihren eigenen Vorstellungen von Beziehung und sprachlicher Entwicklung. Genau das kann uns niemand abnehmen, kein Experte, kein Autor, kein Wissenschaftler. Wir können noch so viele Bücher lesen – beim Thema Babyschlaf landen wir letzten Endes doch in unserem eigenen Buch. Es ist das einzige Buch, das uns lebenslang begleitet und aus dem wir eine neue, eigene Sprache lernen können. Ein bewegenderes Werk kann es nicht geben.

Kinder werden fürsorglich und mitfühlend, wenn sie Fürsorglichkeit und Mitgefühl erfahren. Und sie geben diese Schätze dann auch weiter, mit großem Ernst. Wie wunderbar, wenn dieses Vertrauen wachsen kann!

Bedürfnisse ernst nehmen – auch die eigenen

Unsere Vorschläge haben eins gemeinsam: Sie sind bedürfnisorientiert. Viele dieser Wege haben nicht das Ziel, uns Eltern aus der Abendroutine unserer Kinder herauszueisen. Aber sie setzen alles daran, uns unseren Job als Ein- und Durchschlafhelfer unserer Kinder leichter zu machen, sodass genügend Raum für unsere eigenen Bedürfnisse bleibt. Sie erfordern mehr Geduld als jene Radikallösungen, die die Ratgeber zum Thema Kinderschlaf dominieren. Denn lieb gewonnene Gewohnheiten zu verändern, während die Bedürfnisse nach Nähe und Zuwendung konsequent erfüllt werden, funktioniert nicht im Eiltempo. Plötzliche Schlafwunder zu versprechen, überlassen wir deshalb anderen. Unsere Wege brauchen Zeit und Ausdauer. Dafür lassen sie nicht nur unsere Nächte besser werden. Sondern auch die Beziehung zu unseren Kindern.

ALTERNATIVEN ZU SCHLAFPROGRAMMEN?

Ein liebevoller Weg, Kinder binnen kürzester Zeit ohne Tränen zum Einschlafen ohne Hilfe und zum elternfreundlichen Durchschlafen zu bringen, ist uns nicht bekannt. Aber sanfte Strategien, die bereits vielen Eltern dabei geholfen haben, wieder zu besserem Schlaf und neuen Kräften zu kommen, die gibt es durchaus.

DIE FRAGE LAUTET: WELCHER WEG IST GUT FÜR ALLE?

Alle Eltern wollen nett zu ihren Kindern sein. Und ihren Kindern nicht nur das Nötigste an Aufmerksamkeit geben. Sondern viel mehr. Zumindest tagsüber ist das in unserer Gesellschaft auch anerkannt. In der Nacht aber wandelt sich dieser Anspruch: Die liebevolle Interaktion zwischen Eltern und Kind soll nun nach der Vorstellung vieler Schlafratgeber einer minimalistischen »Satt und sauber«-Pflege weichen. Die Theorie dahinter: Ein Kind, das merkt, dass es nachts nicht mit Zuwendung und Trost rechnen kann, sieht bald auch keinen Grund mehr, dafür aufzuwachen – und schläft deshalb durch. Dahinter steht der Glaube, das Verhalten der Kinder ließe sich dadurch steuern, dass man erwünschtes Verhalten belohnt

Bild rechts: Kleine Kinder können noch nicht auf sich selbst vertrauen. Egal wo sie schlafen, erwarten sie deshalb von ihren Eltern eines: dass diese für sie erreichbar sind. Und dass sie ihnen Hilfestellung geben, wenn es nötig ist.

(etwa durch Zuwendung) und unerwünschtes Verhalten bestraft (etwa durch den Entzug von Zuwendung).
Diesem Buche liegt ein anderes Menschenbild zugrunde: Demnach kommen Kinder mit angeborenen Grundbedürfnissen auf die Welt, die seit vielen Tausend Jahren das Überleben unserer Art sichern und die sich durch moderne Erziehungstricks nicht einfach ausschalten lassen. Zu diesen Bedürfnissen gehört auch das nach Nähe und Zuwendung am Abend und in der Nacht. Liebevolles Elternsein bedeutet für uns, nicht an diesem angeborenen Grundbedürfnis unserer Kinder herumzuschrauben, als sei an ihnen irgendetwas kaputt. Sondern nach Wegen zu suchen, unsere eigenen Bedürfnisse mit denen unserer Kinder in Einklang zu bringen. Am Tag und in der Nacht.

WAS SPRICHT FÜR LIEBEVOLLE LÖSUNGEN?

Als Eltern kleiner Kinder haben wir alle zwei Sorten von Zielen:

- Die kurzfristigen Ziele, die uns hier und heute über den Tag bringen – etwa das Ziel, endlich wieder besser schlafen zu können.
- Die langfristigen Ziele, die darauf ausgerichtet sind, was für eine Beziehung wir uns zu unseren Kindern wünschen und welche Werte wir in unserer Familie leben und ihnen vermitteln wollen.

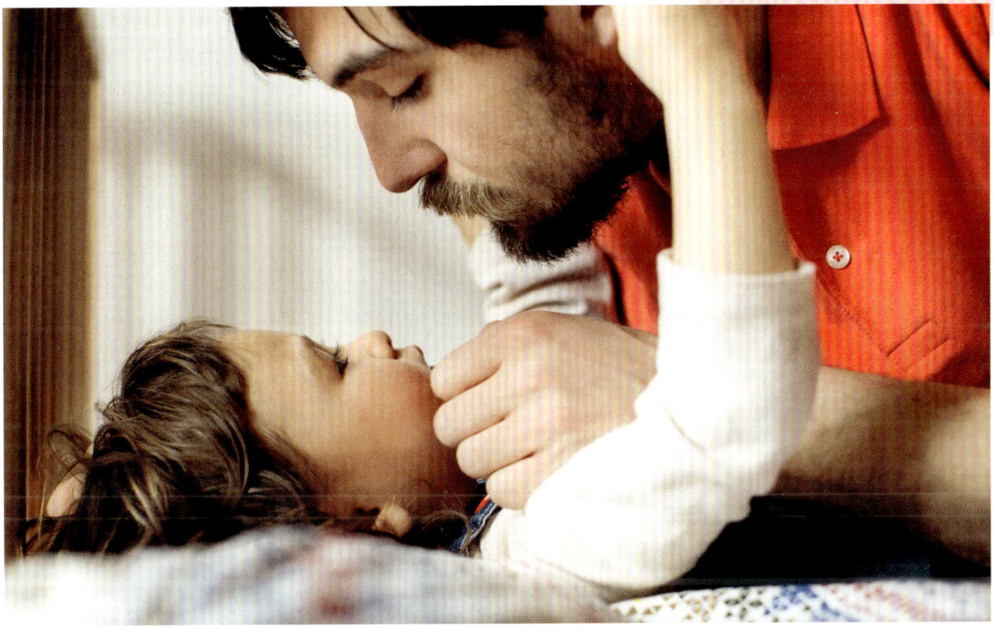

WENN NÄHE STRESST

Es gibt Abende, an denen alles nervt. Wenn das nicht die Ausnahme, sondern die Regel ist, steht dahinter manchmal eine eigene Geschichte. Habe ich mit Nähe meine Schwierigkeiten, weil ich sie selbst nicht erfahren habe? Unter Umständen liegt in dem fernen Schmerz, den wir empfinden, eine Art Botschaft: Die »Ansprüche« des Babys sind okay. Das hier ist MEIN Problem. Irgendwann finde ich einen Weg, damit umzugehen.

Bedürfnisorientierte Elternschaft heißt, heute nach Lösungen für unsere kurzfristigen Ziele zu suchen, die mit unserem langfristigen Anliegen in Einklang stehen. Anstatt unsere Kinder also harten Trainings zu unterziehen, entscheiden wir uns lieber für sanfte Lösungen, die unseren Kindern zeigen,

- dass uns ihr Wohlbefinden am Herzen liegt. Und zwar nicht nur ihr körperliches, sondern auch ihr seelisches.
- dass Angst, Unsicherheit und Bedürftigkeit für uns Eltern keine negativen Eigenschaften sind, die es zu verbergen gilt, sondern Gefühle, die genauso zum Leben dazugehören wie Freude, Leichtigkeit und Mut.
- wie Empathie funktioniert. Denn jedes Mal, wenn wir auf ihr Weinen reagieren, zeigen wir unseren Kindern: Es ist nicht egal, wenn es anderen Menschen schlecht geht. Wir können ihnen ihr Leid zwar nicht abnehmen. Aber wir können mit ihnen innehalten, mitfühlen und sie trösten.
- dass Vertrauen sich lohnt. Wenn sie sich uns öffnen, werden sie nicht abgestraft, sondern einfühlsam begleitet.
- dass es in einer Liebesbeziehung niemals okay ist, den anderen schlecht zu behandeln – auch dann nicht, wenn es »nur gut gemeint ist«. Denn wir wissen: Die Beziehung, die wir Eltern mit unseren Kindern pflegen, dient ein Leben lang als deren Rollenmodell für Liebesbeziehungen auch mit Lebenspartnern. Leben wir ihnen also vor, welchen Respekt sie verdienen!
- dass wir sie und ihre Persönlichkeit bedingungslos annehmen und immer für sie da sein werden: Tag und Nacht.

Bedürfnisorientierte Elternschaft verfolgt also das Ziel, Familien im Hier und Jetzt das Leben leichter zu machen und dabei auf Strategien zu setzen, Kinder zu selbstbewussten, starken, selbstständigen Menschen heranwachsen zu lassen, die den Mut und die Ressourcen haben, ihr Leben selbst in die Hand zu nehmen. Denn eine liebevolle Kindheit legt den Grundstein für ein zufriedenes, selbstbestimmtes Erwachsenenleben und eine gute Eltern-Kind-Beziehung – ein Leben lang.

Bild rechts: Indem wir mit unseren Kindern liebevoll umgehen, legen wir den Grundstein für eine vertrauensvolle Beziehung, die ein Leben lang trägt. Die Aussicht kann Eltern auch in schwierigen Nächten helfen, gelassen zu bleiben.

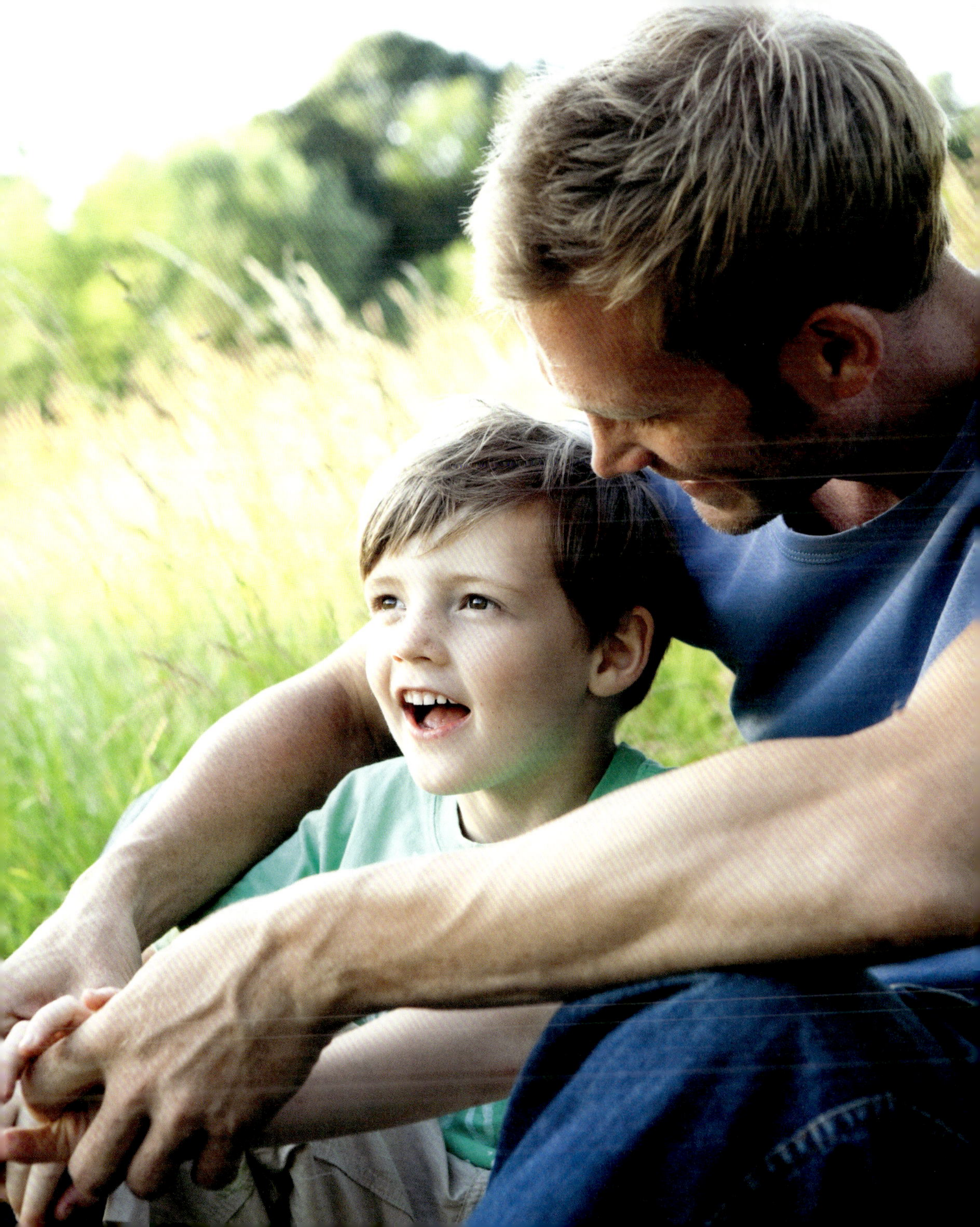

Wann und wo? Ein Blick auf die Schlafbedingungen

Es gibt Abende, da fällt uns das Einschlafen leicht: hinlegen, Augen schließen, weg sind wir. Und dann gibt es Abende, da will das einfach nicht klappen. Unruhig drehen wir uns im Bett umher, wickeln uns in die Decke, wühlen uns wieder heraus, machen das Fenster auf, gehen noch mal aufs Klo und brauchen ewig, um endlich einzuschlafen. Schlafen kann für uns also beides sein: kinderleicht und richtig schwer. Und genauso geht es auch unseren Kindern.

BEDINGUNGEN UND BEDÜRFNISSE MÜSSEN PASSEN

Natürlich kann jedes Kind schlafen. Irgendwie und irgendwann übermannt der Schlaf uns schließlich alle: Über einen bestimmten Müdigkeitsgrad hinaus kann unser Körper schlicht nicht mehr wach bleiben. Doch ob der Weg dorthin leicht oder beschwerlich, angenehm oder quälend ist, das hängt von den Bedingungen ab, unter denen das Einschlafen gelingen soll. Erwachsenen mit Schlafproblemen wird deswegen geraten, zunächst an ihrer sogenannten Schlafhygiene zu arbeiten. Also: ihre ganz persönlichen Schlafbedingungen zu verbessern. Dazu gehört dann zum Beispiel, für ein bequemes Bett zu sorgen, das Schlafzimmer gut zu lüften, weil das das Einschlafen erleichtert. Und ab dem späten Nachmittag keinen Kaffee zu trinken und abends nicht mehr so viel auf dem Smartphone herumzudaddeln, weil das das Einschlafen erschwert. Doch wie ist das mit unseren Kindern? Von ihnen erwarten wir oft, unter Umständen zu schlafen, die als Schlafbedingungen für uns Erwachsene wohl akzeptabel wären, von ihren eigenen Schlafbedürfnissen aber weit entfernt sind. So mag es für uns Erwachsene vielleicht eine ganz schöne Vorstellung sein, unser Bett nachts ganz für uns allein zu haben. Das ändert aber nichts daran, dass Alleineschlafen für Kinder eine harte Nuss ist, an der sie schwer zu knabbern haben.

WANN ES ZEIT ZUM SCHLAFEN IST

Anstatt also an unseren Kindern herumzudoktern, weil sie sich mit dem Schlafen so schwertun, gucken wir uns lieber erst mal an, welche Bedingungen sie brauchen, um gut zu schlafen. Guter Schlaf ist nämlich in erster Linie keine Frage der Erziehung, sondern des Timings, des Settings und der Schlafqualität.

Bild rechts: Den sogenannten »Herdeneffekt« machten sich schon Krippen in der DDR zunutze. In modernen Einrichtungen dürfen sich Kinder heute auch aneinanderkuscheln und selbst entscheiden, ob und wann sie schlafen möchten. .

Als die Mütter im Volksstamm der !Kung, einem Nomadenstamm in der Kalahari-Wüste, von westlichen Ethnologen gefragt wurden, wann für ihre Kinder denn Schlafenszeit sei, guckten die sie verständnislos an. Schlafenszeit? Was das denn sei? Ihre Kinder schliefen eben, wenn sie müde seien. Wann denn auch sonst? Manchmal braucht es wohl eine solche Außenperspektive, um sich unserer eigenen Absonderlichkeiten bewusst zu werden. Wie der, zu erwarten, dass alle Kinder sofort nach dem »Sandmännchen« friedlich einschlafen und ihre Eltern dann pünktlich Feierabend haben. Tatsächlich haben die !Kung-Frauen in einem ganz entscheidenden Punkt recht: Schlafen kann nur, wer müde ist. Einzuschlafen können wir alle schließlich nicht bewusst beschließen, sondern nur geschehen lassen: wenn wir ausreichend müde und ausreichend entspannt sind.

ANZEICHEN RICHTIG DEUTEN

Und wann sind unsere Kinder müde? Im Grunde genommen zeigen sie uns das von Geburt an recht deutlich. Kleine Babys bekommen einen leeren Blick, reiben sich mit den Händchen am Ohr oder im Gesicht herum, werden besonders anhänglich. Viele suchen auch nach der Brust, weil sie intuitiv wissen: Da kann ich erst satt werden und dann gemütlich einschlafen. Ältere Kinder zeigen uns ihre Müdigkeit, indem sie quengelig oder besonders kuschelig werden, glasige Augen bekommen und gähnen.

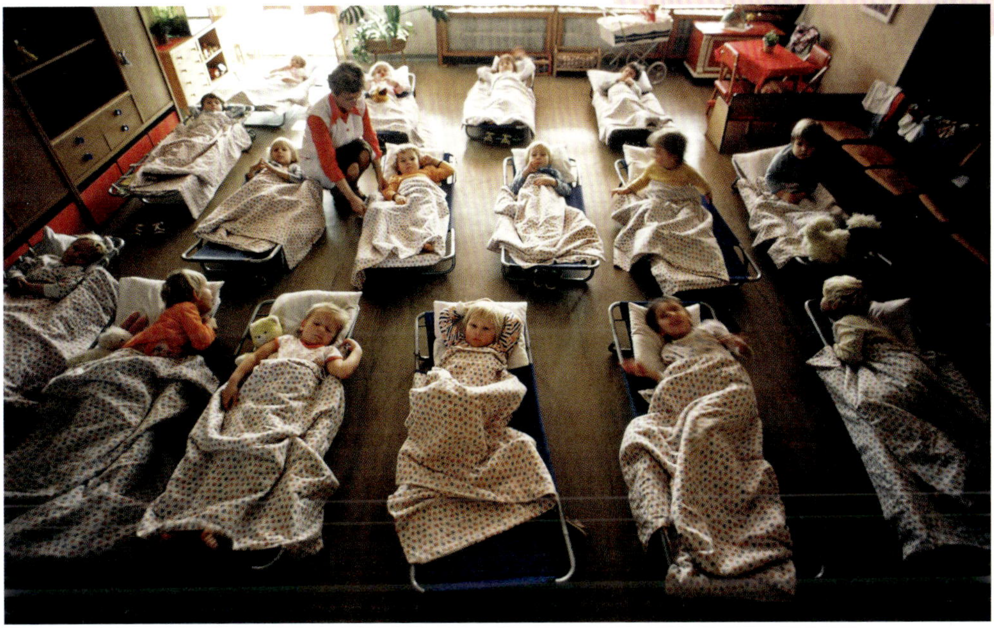

All dies signalisiert uns Eltern: Jetzt ist Schlafenszeit. Der Zeitpunkt, zu dem Kinder diese Müdigkeitsanzeichen zeigen, ist bereits im Baby- und Kleinkindalter vor allem eins: Typsache. Genau wie bei Erwachsenen gibt es auch unter Kindern Eulen, die abends gern lange wach bleiben und dafür morgens tendenziell länger schlafen, und Lerchen, die abends zeitiger ins Bett gehen und dafür früher in den neuen Tag starten. Auch was die Schläfchen am Tag angeht, haben Kinder ganz individuelle Vorlieben: Schlafen manche Einjährigen nur einmal täglich, dafür aber schön lange, verlegen sich andere Kinder im selben Alter auf mehrere Power-Naps.

TIPP: TAGSCHLAF NUR VERKÜRZEN

»Streicht doch einfach den Mittagsschlaf – dann schläft euer Kleines abends auch besser ein!« Ein Rat, der erstmal logisch klingen mag, hinter dem sich aber leider ein Trugschluss verbirgt. Denn: So beliebig lässt sich am Tag- und Nachtschlaf kleiner Kinder einfach nicht herumschrauben.
Gerade sehr sensible Kinder schlafen nachts sogar schlechter, wenn sie tagsüber nicht genügend Schlaf bekommen haben – und sind dazu noch vom späten Nachmittag an vor lauter Übermüdung total übel gelaunt. Haben Eltern das Gefühl, dass ihr Kind sich zu viel Schlaf tagsüber und zu wenig in der Nacht holt, empfehlen wir deshalb eher, den Mittagsschlaf etwas vorzuverlegen oder abzukürzen, anstatt ihn ganz zu streichen.

ROUTINEN AN INNERE UHR ANPASSEN

Doch wann unsere Kinder müde sind, bestimmt nicht die Natur allein: Auch unsere individuellen Lebensumstände gewinnen mit der Zeit immer mehr Einfluss darauf, wann unsere Kinder müde werden. An regelmäßige Ruhepausen im Tragetuch, die immer gleiche Mittagsschlafzeit in der Kita oder eine feste Abendroutine können sich Kinder also durchaus gewöhnen. Aber nur, wenn sie ihrer eigenen inneren Uhr nicht völlig zuwiderlaufen! Auch eine Eule kann lernen, etwas früher ins Bett zu gehen, und eine Lerche, morgens etwas länger zu schlafen. Aber kein Schlaftraining der Welt wird aus einer Eule eine Lerche machen. Und kein Trick wird ein Kind dazu bringen können einzuschlafen, solange es nicht müde ist.

»FRÜHER WAREN KINDER DOCH AUCH UM SIEBEN IM BETT!«

Wer nicht müde ist, kann auch nicht schlafen – was wie eine Binsenweisheit klingt, ist in Wahrheit der Schlüssel zu erstaunlich vielen Schlafproblemen, mit denen Eltern zu kämpfen haben. So konnte der Schweizer Kinderarzt Dr. Remo Largo in einer groß angelegten Studie nachweisen, dass sehr viele Schlafprobleme daher rührten, dass die Eltern den Schlafbedarf ihrer Kinder massiv überschätzten und sie dem-

entsprechend ins Bett legten, wenn sie einfach noch nicht müde waren.
Wie kommt es, dass sich die Überzeugung, dass man Kinder einfach nur pünktlich ins Bett stecken muss, damit sie brav um sieben einschlafen, so lange gehalten hat? Haben es unsere Eltern und Großeltern als Kinder doch irgendwie geschafft einzuschlafen, obwohl sie nicht müde waren? Die traurige Wahrheit ist: Nein. Die Kinder, die um sieben schliefen, waren auch vor dreißig oder sechzig Jahren schon die Lerchenkinder, die das auch heute tun. Die Eulenkinder aber lagen teils stundenlang wach, aber leise in ihren Betten, weil sie wussten: Widerstand ist zwecklos. Nur weil also vor dreißig oder fünfzig Jahren aus mehr Kinderzimmern als heute zwölf Stunden lang kein Mucks zu hören war, heißt das noch lange nicht, dass die Kinder damals besser oder länger geschlafen hätten. Sie hatten nur wohl oder übel gelernt, das stundenlange Wachliegen klaglos über sich ergehen zu lassen.

DER TRICK: SCHLAFFENSTER NUTZEN

Damit Kinder gut schlafen können, ist es deshalb essenziell, ihre individuellen »Schlaffenster« zu berücksichtigen: also die Zeitpunkte, zu denen sie müde, aber nicht übermüdet sind und deshalb besonders leicht in den Schlaf finden. Bei vielen Kindern kristallisiert sich in dieser Frage gegen Ende des ersten Lebenshalbjahrs eine gewisse Regelmäßigkeit heraus, mit der sich diese Schlaffenster im Tagesablauf auftun. Die ermöglicht es Eltern dann, einen einigermaßen verlässlichen Tagesablauf um die typischen Schlafenszeiten ihres Kindes herumzubauen.

Doch es gibt auch Kinder, bei denen vor allem im ersten Lebensjahr alle Versuche, einen verlässlichen Schlaf-Wach-Rhythmus zu etablieren, zum Scheitern verurteilt sind. Diese Kinder werden einfach immer zu unterschiedlichen Zeiten müde – und schlafen auch nur dann ein, wenn ihnen vor Müdigkeit die Augen zufallen. Für ihre Eltern ist wichtig zu wissen: Sie haben nichts falsch gemacht! Dass ihr Kind so selbstbestimmt schläft, ist kein Erziehungsfehler und keine Folge irgendeines »Verwöhnens«, sondern einfach ein Teil seiner Persönlichkeit.

SIND SCHLAFRHYTHMEN UNVERÄNDERLICH?

Während die meisten Eltern beim ersten Kind im ersten Lebensjahr oft noch relativ gut in der Lage sind, ihren Alltag einfach um die Bedürfnisse ihres Babys herumzubasteln – spätestens mit der Rückkehr in den Job, dem Kitabeginn oder der Geburt eines Geschwisterchens wird die Sache kompliziert. Denn was soll eine alleinerziehende Mutter tun, die ein Eulen- und ein Lerchenkind hat, von denen das eine nur sechs Stunden später aufwacht, als das andere eingeschlafen ist? Wie soll ein Langschläfer-Kleinkind morgens in der Krippe fit sein, wenn es abends bis Mitternacht herumgetobt hat? In solchen Situationen können Eltern ihre Kinder langsam und geduldig an etwas allgemeinverträglichere Schlafenszeiten gewöhnen – in dem Bewusstsein, dass es Zeit braucht, bis die innere Uhr sich umstellt, und mit viel Verständnis dafür, dass eine solche Umstellung vielen Kindern anfangs verflixt schwerfällt. Dazu verlegen sie die Schlafenszeit in einer ausgeklügelten Salamitaktik täglich um fünf bis zehn Minuten

Wir können am angeborenen Schlafbedarf unserer Kinder nichts grundsätzlich verändern. Aber Eltern können durchaus an einigen Schrauben drehen, um den Kleinen das Einschlafen ein wenig leichter zu machen.

nach hinten oder vorn – und wecken das Kind morgens entsprechend früher oder versuchen, es mit dunklen Rollos zum etwas längeren Schlafen zu bewegen. Manchmal hilft es auch, an den Mittagsschlafzeiten zu drehen: Wird der Mittagsschlaf etwas gekürzt, schlafen auch Eulen früher ein, während Lerchen nach einem Spätnachmittagsschlaf abends noch etwas länger durchhalten. Aber bei solchen »Therapieversuchen« ist es im Grunde wie in der Medizin: Es gibt keine Erfolgsgarantie – dafür aber eine ganze Liste möglicher Nebenwirkungen. Nicht wenige Eltern, die ihr Kind etwa früher aus dem Mittagsschlaf aufwecken, haben dann zum Beispiel mit einem grantigen Kind zu tun.

Wann ein Kind leicht einschläft, bestimmt also seine eigene innere Uhr. Feste Schlafenszeiten, die sich nicht an den angeborenen Bedürfnissen des Kindes orientieren, bedeuten deshalb nur Stress und lassen die Schlafenszeit zum Machtkampf werden. Lassen Eltern zu, dass ihr Kind ihnen selbst zeigt, wann es müde ist, entspannt sich die Situation. Und wenn Mütter und Väter den natürlichen Tag-Nacht-Rhythmus ihres Kindes erst kennen, können sie auch ganz behutsam darauf einwirken, dass er sich etwas nach vorne oder nach hinten verschiebt.

WIE VIEL SCHLAF BRAUCHT UNSER KIND?

Viele Eltern neigen dazu, den tatsächlichen Schlafbedarf ihres Kindes zu überschätzen. Zwar finden sich in vielen Elternratgebern grobe Richtlinien, wie viele Stunden Kinder in welchem Alter schlafen sollten. Doch diese bilden oft reine Durchschnittswerte ab, die für die einzelne Familie wenig Aussagekraft haben. Denn die Spannbreite des angeborenen Schlafbedarfs kleiner Kinder ist enorm. Genau wie es Erwachsene gibt, die nach einer Sechs-Stunden-Nacht fit sind, und Erwachsene, die sich erst nach zehn Stunden ausgeschlafen fühlen, gibt es auch unter Babys und Kleinkindern bereits Viel- und Wenigschläfer. Ein einjähriges Kind, das nach zehn Stunden Schlaf ausgeschlafen ist, ist wach – völlig gleich, ob einjährige Kinder laut Statistik im Durchschnitt noch drei Stunden mehr Schlaf brauchen. »Gut schlafen« ist also auch bei Kindern nicht unbedingt gleichbedeutend mit »viel schlafen«. »Gut schlafen« heißt in diesem Zusammenhang vielmehr, so lange schlafen, wie dieses Kind eben braucht.

Bild rechts: Überall dort, wo sich Babys wohl und geborgen fühlen, können sie sich bei Bedarf auch rasch ein Schlaflager einrichten. Dieses tibetanische Baby bestaunt neugierig die Welt – wenn es demnächst müde wird, ist es schon in seinem Nest.

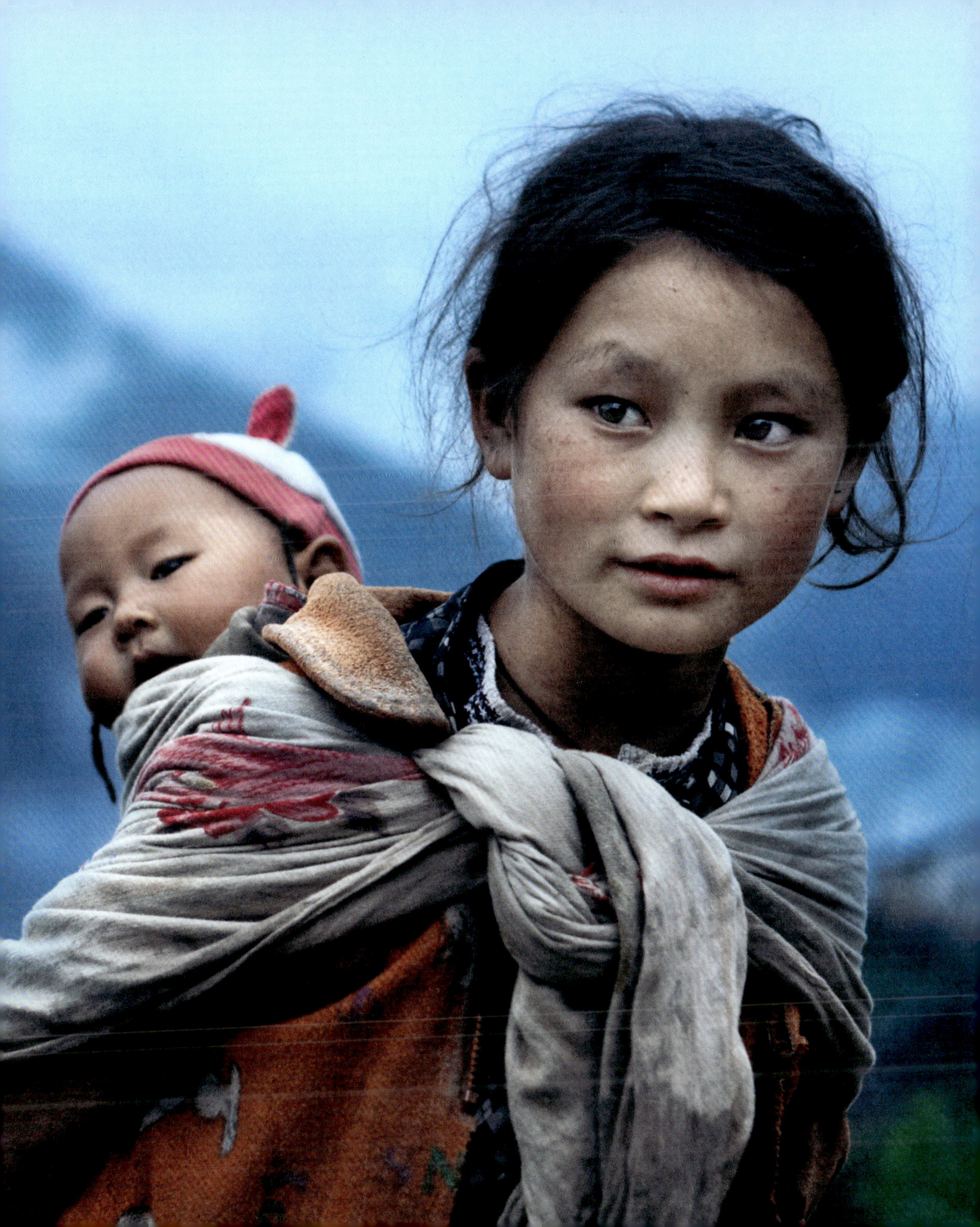

Notfall-Schlafplan

Es gibt Momente, da ist die Erschöpfung so groß, dass keine Kraft für aufwendige Schlafveränderungen bleibt. Deshalb haben wir hier ein Erste-Hilfe-Paket für müde Eltern geschnürt, das sofort Wirkung zeigt.

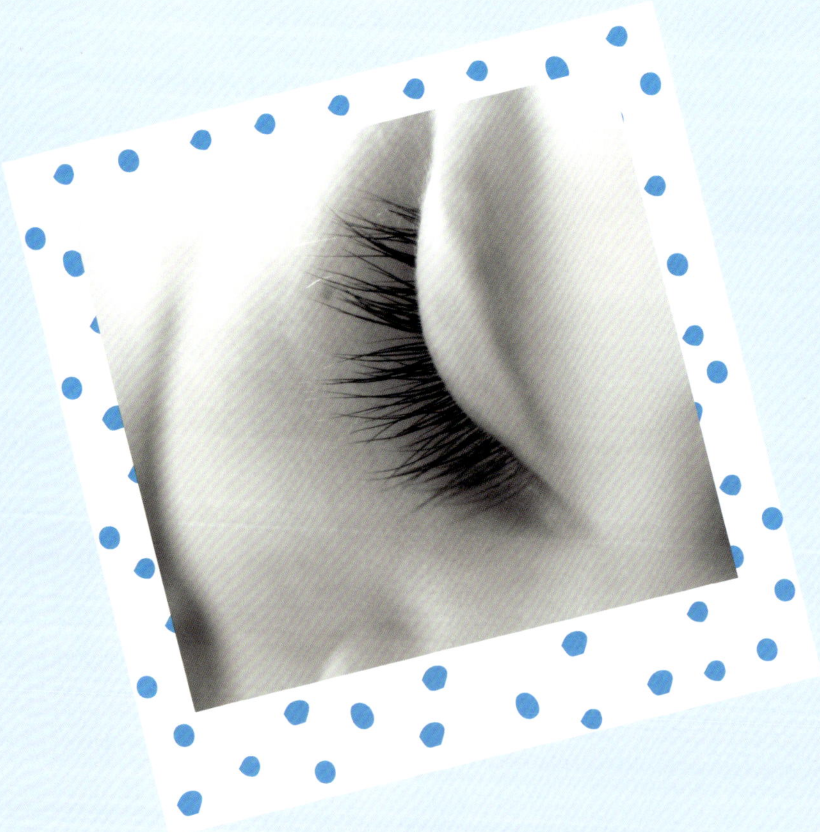

Elternsein kostet Kraft. Genügend Schlaf zu bekommen, ist deswegen kein Luxus, sondern schiere Notwendigkeit. Wir brauchen die Erholung, um tagsüber gut für uns und unsere Kinder sorgen zu können. Gleichzeitig haben kleine Kinder das Bedürfnis, auch nachts Milch zu trinken und zu kuscheln – und unterbrechen damit wieder und wieder unseren Schlaf. Wie können wir dieses Dilemma auflösen? Mit ausgefüllten Tagen, kuscheligen Nächten und dem Mut, belastende Schlafsituationen mit liebevoller Begleitung zu verändern.

Wenn Sie jedoch so müde sind, dass Sie kaum noch geradeaus gucken können und sich Ihr Körper so erschöpft anfühlt, dass es wehtut, dann brauchen Sie kein Schlaflernprogramm. In diesem Fall brauchen Sie schlicht und einfach eine Mütze voll Schlaf!

ERSTE HILFE FÜR ERSCHÖPFTE ELTERN

- Ihr Baby ist noch so klein, dass es nicht davonkrabbeln kann? Dann bleiben Sie mit ihm im Bett. Den ganzen Tag, die ganze Nacht. Denn stillen und wickeln können Sie es auch im Liegen. Und wenn es sein muss, im Halbschlaf ein bisschen mit ihm spielen. Und wenn Ihr Baby müde wird und einschläft, schlafen Sie einfach mit!
- Sie haben das Glück, einen kinderlieben Menschen in Ihrer Nähe zu haben? Ob Opa oder Nachbarin: Nehmen Sie das Angebot an, Ihr Kind für einige Zeit sicher und gut betreut zu wissen, damit Sie schlafen können. Dabei müssen sich die Babysitter gar nicht unbedingt aus der Wohnung entfernen. Im Nebenzimmer ihr Baby fröhlich gurgeln zu hören, aber nicht zuständig zu sein, ist für viele Eltern sehr entspannend. Und das Baby bleibt in seiner vertrauten Umgebung mit Ihnen in der Nähe.
- Viele Eltern kennen das Dilemma: Wenn das Kleine schläft, wäre eigentlich Zeit, selbst zu schlafen. Gleichzeitig ist diese Zeit aber auch die einzige, um etwas im Haushalt oder für sich zu machen. Bei akutem Schlafdefizit ist es trotzdem klüger, sich abends zumindest übergangsweise mit dem Baby hinzulegen. So tanken Sie Energie für den nächsten Tag und haben mehr Kraft für alles, was am Vorabend liegen blieb. Dasselbe gilt tagsüber: Wann lässt sich besser Schlaf sammeln, als wenn das Kleine schläft?
- Sie sind erschöpft vom nächtlichen Aufstehen, wollen aber eigentlich kein Familienbett? Dann erlauben Sie sich zumindest heute Nacht eine Pause von diesem Vorsatz. Legen Sie Ihr Kleines mit einem leichten Pyjama bekleidet neben sich, stillen Sie es in den Schlaf und erlauben Sie sich, dabei einfach mit einzuschlafen. Wird das Kleine nachts wach, darf es an der Brust trinken, dann schlafen alle weiter.

WENN SCHLAFMANGEL WÜTEND MACHT

Schlafmangel ist zermürbend. Ständig durchbrochene Nächte schwächen uns nicht nur körperlich, sie lassen uns auch seelisch auf Grund laufen. Kein Wunder, dass es da irgendwann zur Kernschmelze kommt! Von Wut und Verzweiflung regelrecht überwältigt zu werden, macht vielen Eltern Schuldgefühle: Nun wollte ich unbedingt ein Kind, und jetzt würde ich es am

ENTSPANNUNG IST (AUCH) KOPFSACHE:

Früher haben wir uns total damit gestresst, während des Mittagsschlafs den Haushalt machen zu müssen – das ist ja die einzige Zeit des Tages, in der man mal zu was kommt. Doch dann merkten wir: So haben wir Eltern ja nie eine Pause! Jetzt haben wir deshalb eingeführt, dass wir mittags alle gemeinsam schlafen – und danach dann eben zusammen den Haushalt erledigen. Die Kinder machen das total gerne, sie staubsaugen, wischen und putzen richtig mit. Klar, schnell voran kommen wir so nicht, und hier steht öfter mal alles unter Wasser. Aber weil wir gut erholt sind, können wir Eltern dann auch darüber lachen!

Tanja, Mama von Paul und Mia

liebsten an die Wand klatschen – das ist doch nicht normal! Dabei sind solche dunklen Gefühle durchaus nicht ungewöhnlich. Wichtig ist nur, sie als das Alarmsignal zu verstehen, das sie sind. Und sich und sein Kind vor den Folgen der eigenen Aggressionen zu schützen. Konkret heißt das: Wenn Sie den Impuls haben, Ihr Kind vor Wut und Verzweiflung zu schütteln, legen Sie es bitte unbedingt an einen sicheren Ort und verlassen Sie das Zimmer. Auch wenn das Kleine wahrscheinlich weint – in diesem Moment geht seine Sicherheit vor. Langfristig führt aus unserer Sicht im Übrigen nur ein Weg verlässlich aus der Aggressionsspirale heraus: konsequente Selbstfürsorge. Also kümmern Sie sich um Ihre eigenen Bedürfnisse so liebevoll wie um die Ihres Kindes. Erlauben Sie sich Pausen, in denen andere die Verantwortung für Ihr Baby übernehmen, damit Sie mehrere Stunden am Stück ungestört schlafen können. Und tun Sie sich selbst etwas Gutes, wann immer Sie können! Denn die geduldigsten Mütter sind die, die auch gut auf sich selbst achten.

Bild rechts: Einfach mal den ganzen Tag im Bett zu bleiben, fühlt sich für viele Eltern erst einmal irgendwie verboten an. Es ist aber ein bewährtes Mittel gegen totale Erschöpfung im Babyjahr. Ausprobieren!

HEUTE BLEIBEN WIR IM BETT

Vor Marie haben wir uns ab und zu am Wochenende einen richtigen Schlumpftag gegönnt: Ewig ausschlafen, bis nachmittags im Schlafanzug bleiben, dann Pizza bestellen und Serien gucken bis zum Abend. Dann kam Marie und mit ihr die durchgestillten Nächte, nach denen sie trotzdem morgens um sechs fröhlich und hellwach neben uns krähte. Und wir merkten: Dann jedes Mal aufstehen und fröhlich und aktiv in den Tag starten, ist ganz schön viel verlangt. »Warum bleibt ihr nicht einfach im Bett?«, fragte unsere Hebamme, und wir guckten uns verdutzt an: Geht das denn? … Als Marie älter wurde, fand sie morgens Spielzeuge und Pappbilderbücher und noch später Apfelschnitze und Weintrauben in einer kleinen Plastikdose. Dank dieser Schlumpfvormittage haben wir uns auch in der Baby- und Kleinkindzeit immer wieder richtig ausgeruht gefühlt.

Melanie und Chris, Eltern von Marie

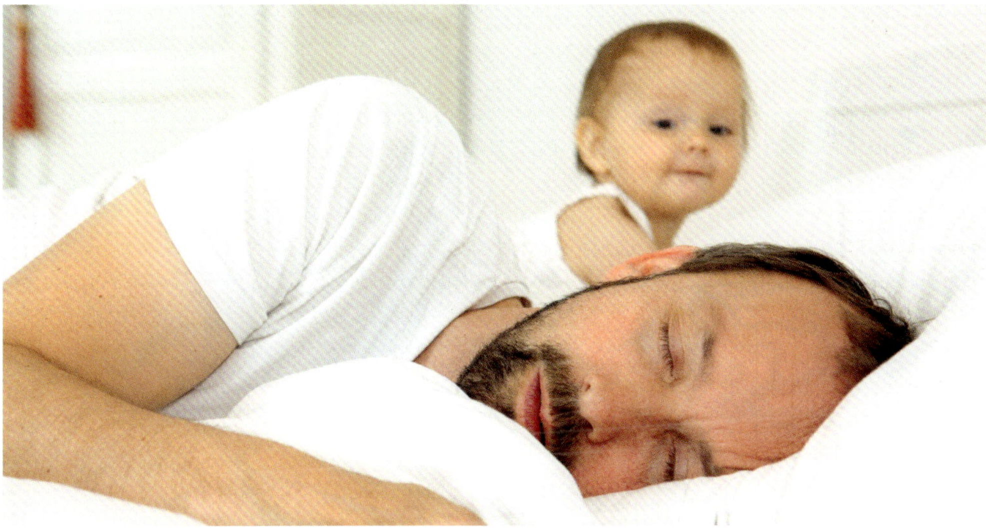

Einschlafen: Zur Ruhe kommen

Nach den ersten Kapiteln wissen Sie nun zwar Bescheid darüber, warum unsere Kinder so schlafen, wie sie schlafen. Nun wollen Sie aber endlich wissen, was Sie ganz konkret verändern können, damit die Abende ruhiger und die Nächte besser werden? Im folgenden Kapitel finden Sie einen ganzen Strauß an liebevollen Schlaftipps, aus denen Sie wählen können, was zu Ihnen passt.

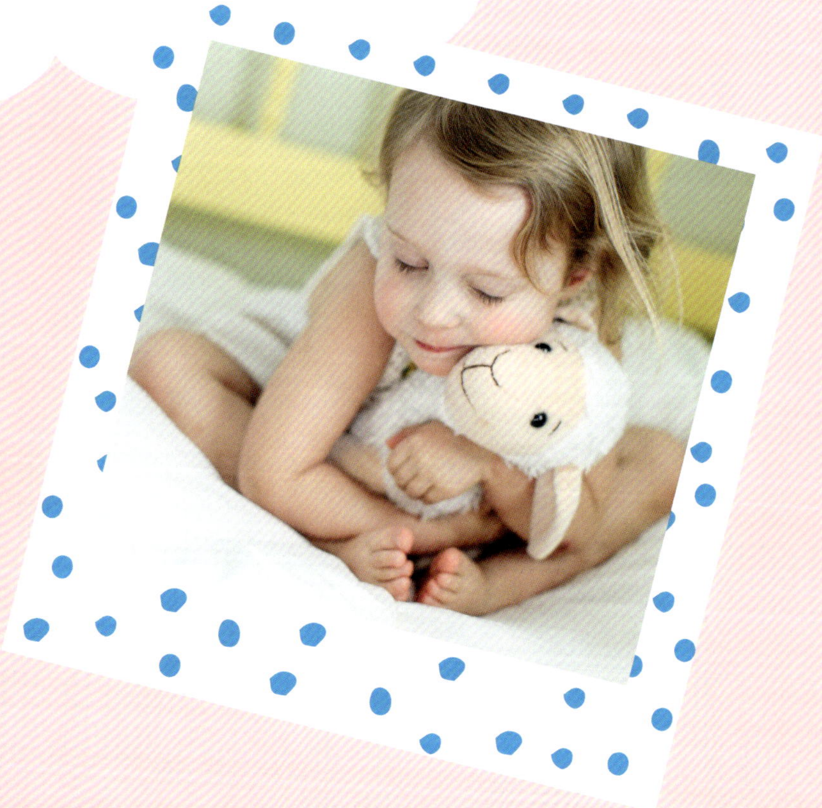

Wir alle tun es, jeden Tag. Manchmal fällt es uns leicht, manchmal fällt es uns schwer. Und je mehr wir uns darauf konzentrieren, desto schwieriger wird es. Denn beim Einschlafen übernimmt unser Körper die Regie – und das klappt am besten, wenn wir ihn einfach machen lassen. Nur dann kann er das biologische Programm abspulen, das notwendig ist, um uns vom Wachzustand in den Schlaf zu versetzen. Für unsere Kinder gilt das ganz genauso. Doch was genau muss eigentlich in ihren Zellen und Muskeln, in ihrem Herz und in ihrem Gehirn passieren, damit der Schlaf sie übermannt? Wer diesen Prozess versteht, kann seinem Kind besser beim Einschlafen helfen. Machen wir deshalb eine kleine Reise durch den Körper eines einschlafenden Kindes und schauen nach, was dort passiert.

ERSTE STATION: DIE ZELLE

Der Körper jedes Menschen besteht aus winzig kleinen Bausteinen, den Zellen. Jede dieser Zellen funktioniert wie ein kleines Kraftwerk, das den Körper mit Energie versorgt. Damit ihr Energiespeicher dabei niemals leer wird, entsteht direkt in der Zelle fortwährend ein echter Müdemacher: der Botenstoff Adenosin. Der wirkt wie ein körpereigenes Energiebarometer, denn je mehr Energie eine Zelle verbraucht, desto mehr Adenosin schickt sie ins Gehirn. Ist dort eine bestimmte Adenosin-Konzentration erreicht, versetzt das Gehirn den Körper automatisch in eine Art Energiesparmodus, auch bekannt als: Müdigkeit.

- Das hilft dabei: ein abwechslungsreicher Tag mit viel Bewegung.
- Das stört diesen Prozess: unnatürlich viel Passivität und Bewegungsmangel, etwa durch hohen Medienkonsum.

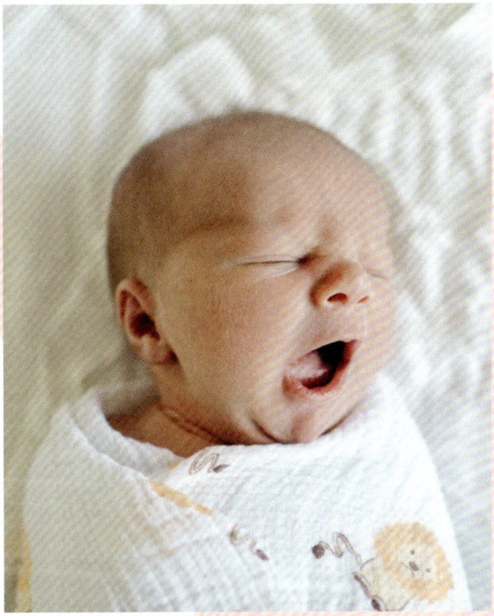

Um unsere Kinder gut in den Schlaf begleiten zu können, ist es hilfreich zu verstehen, was eigentlich genau in ihrem Körper passieren muss, damit ihnen die Augen zufallen können – und wie unsere Nähe ihnen helfen kann.

MUSS ES ZUM SCHLAFEN DUNKEL SEIN?

Ja, sagen viele Schlafforscher: Schließlich unterdrückt Licht die Bildung des in der Zirbeldrüse im Zwischenhirn gebildeten körpereigenen Hormons Melatonin, das uns Menschen müde werden lässt. Nein, finden hingegen viele Kinder: Im Dunklen zu liegen, ist ihnen schlicht zu unheimlich. Babys können ihre Eltern nicht mehr sehen, ältere Kinder wähnen in der Dunkelheit plötzlich Monster unterm Bett und Gespenster hinterm Fenster. Wir meinen: Am wichtigsten ist, dass sich Kinder beim Einschlafen wohlfühlen. Wenn ihnen ein kleines Licht (wie etwa ein Nachtlicht) dabei hilft – wunderbar. Unsere jagenden und sammelnden Vorfahren sind gewiss nicht im Stockdunklen, sondern im Schein des schützenden Feuers eingeschlafen. Damit das Nachtlicht die Melatoninproduktion nicht unnötig hemmt, ist es jedoch eine gute Idee, es so zu platzieren, dass es den Kleinen nicht direkt in die Augen scheint, und es nicht die ganze Nacht brennen zu lassen. Die Hauptmelatoninproduktion beginnt nämlich erst um Mitternacht. Wenn es zu diesem Zeitpunkt im Schlafzimmer einigermaßen dunkel ist, reicht das vollkommen.

ZWEITE STATION: DAS ZWISCHENHIRN

Wach bleiben oder einschlafen: Ob das eine oder das andere passiert, entscheidet sich tief in der wichtigsten »Schaltzentrale« unseres Körpers, dem Hypothalamus. Dieser vergleichsweise kleine Teil des Zwischenhirns reguliert alles, was wir unbedingt zum Leben brauchen: unseren Schlafbedarf, unseren Hunger, unseren Herzschlag, unsere Körpertemperatur und unsere Gefühle. All diese Faktoren spielen deshalb auch in die Schlaffrage hinein. Einschlafen lässt der Hypothalamus kleine Menschen nämlich nur, wenn gewährleistet ist, dass Schlafen jetzt auch sicher ist. Deshalb beginnt im Zwischenhirn eines Kindes mit einsetzender Müdigkeit der große Körper-Check: Bin ich satt, ist mir nicht zu warm und nicht zu kalt, fühle ich mich sicher und geborgen? Erst wenn diese Untersuchung mit positivem Ergebnis abgeschlossen ist, fährt das Gehirn in den Ruhemodus herunter.

- Das hilft dabei: warme Milch direkt vorm Einschlafen, viel Nähe und Körperkontakt sowie alles, was Geborgenheit schenkt.
- Das stört diesen Prozess: Hunger, Kälte, Überhitzung und Einsamkeit.

DRITTE STATION: DER SUPRACHIASMATISCHE KERN

Ob und wann ein Kind einschläft, ist aber nicht nur eine Frage seiner Müdigkeit – sondern auch seines Biorhythmus. Denn während Neugeborene noch keinen Unterschied zwischen Tag und Nacht kennen, entwickeln Babys nach etwa zwölf Wochen körpereigene Strategien, dieser Müdigkeit zu bestimmten Tageszeiten nachzugeben und zu anderen nicht – je nachdem, wie hell es ist und was gerade um sie herum so geschieht. So entwickeln Kinder nach und nach die Fähigkeit, tagsüber länger am Stück wach zu bleiben und nachts länger am Stück zu schlafen. Damit das klappt, steht ihr Sehnerv in direkter Verbindung mit einem Teil des Hypothalamus, der den Schlaf-Wach-Rhythmus koordiniert.

- Das hilft dabei: jeden Tag rausgehen, und das gerne auch schon morgens – das bringt die innere Uhr in Schwung.
- Das stört diesen Prozess: helles und künstliches Licht in den Abendstunden, vor allem das bläuliche Licht von Bildschirmen, wenn es direkt ins Auge fällt.

VIERTE STATION: DIE HORMONE

Die biochemischen Botenstoffe, die durch den Körper kreisen und beeinflussen, wie wir uns fühlen und verhalten, spielen auch beim Ein-

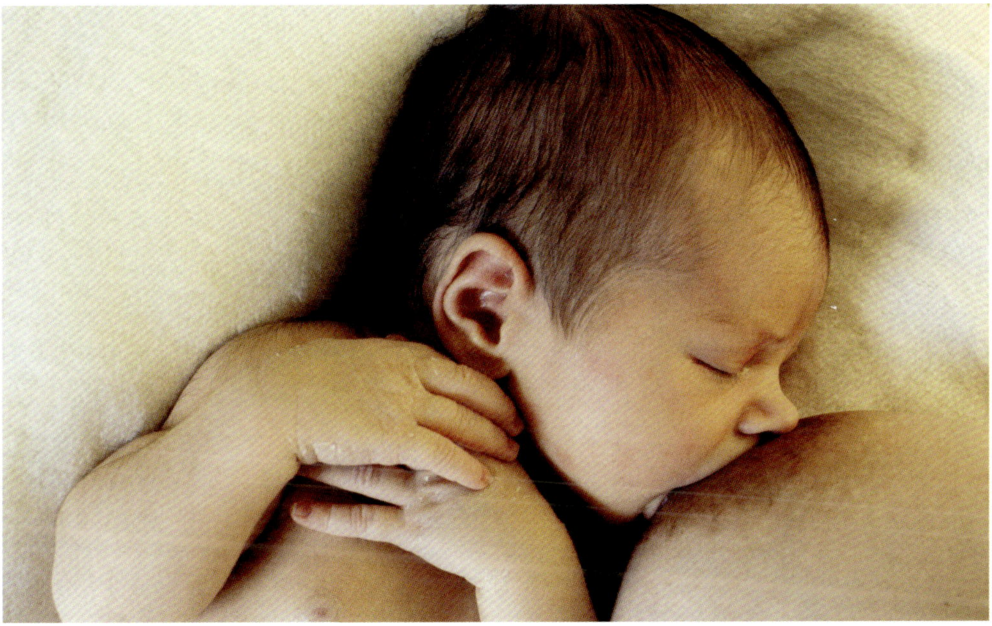

schlafen eine wichtige Rolle. Denn in den Abendstunden treten verschiedene Hormone oft in einen regelrechten Widerstreit: Während etwa das Schlafhormon Melatonin, das Sättigungshormon Cholecystokinin und das Bindungshormon Oxytocin das Einschlafen erleichtern, behindern das Hungerhormon Orexin, das Wachsamkeitshormon Serotonin und vor allem das Stresshormon Cortisol das Einschlafen. Wie gut ein Kind einschläft, hängt deshalb auch davon ab, welche Hormone in seinem Körper die Oberhand behalten.

- Das hilft dabei: Stillen. Denn dabei bekommt das Kind nicht nur eine Extraportion Oxytocin, sondern durch die Milch abends auch mütterliches Melatonin.
- Das stört diesen Prozess: Schreienlassen. Denn im Körper eines allein weinenden Kindes schießt der Cortisol-Pegel in die Höhe.

FÜNFTE STATION: DER VAGUSNERV

Wer schlafen will, muss ruhig werden: Auf diesen einfachen Nenner lässt sich die gesamte Biologie des Einschlafens bringen. Das Signal, zur Ruhe zu kommen, dringt vom Kleinhirn aus mithilfe des Vagusnervs in den Körper. Dieser Nerv steht durch seine vielen Verästelungen mit nahezu allen Körperorganen in direkter Verbindung und ist der wirksamste Gegenspieler von Unruhe und Stress. Dadurch ist ein aktiver Vagusnerv in der Lage, selbst wütende, verzweifelte oder ängstliche Kinder in kurzer Zeit in die innere Ruhe zu versetzen, die sie zum Einschlafen brauchen.

- Das hilft dabei: Tragen. Eine Studie der japanischen Neurobiologin Kumi Kuroda aus dem Jahr 2013 belegt, dass Getragenwerden den Vagusnerv stimuliert und deshalb unmittelbar beruhigende Wirkung hat.
- Das stört diesen Prozess: die Erwartung, dass schon Babys sich alleine beruhigen können. Denn die Fähigkeit zur Selbstberuhigung »lernt« der Vagusnerv durch die frühkindliche Erfahrung, konsequent getröstet und beruhigt zu werden.

SECHSTE STATION: MUSKELN UND ORGANE

Das Kleine blinzelt, reibt sich die Augen, gähnt. Gleich ist es so weit: Das Einschlafen steht unmittelbar bevor. Zeit, sämtliche Körperfunktionen in den Ruhezustand zu versetzen. Um Energie zu sparen, senkt der Körper nun seine Temperatur um ein bis zwei Grad, indem die Haut überschüssige Wärme schnell noch an die Außenluft abgibt. Dann fängt das Herz an, langsamer zu schlagen, der Blutdruck sinkt, auch die Nieren fahren ihre Leistung zurück. Die Atmung wird tiefer und regelmäßiger, die Muskeln verlieren zusehends an Spannung, schließlich fallen die Augen zu. Etwa 20 Minuten dauert dieser Übergang von den letzten wachen Sekunden bis hinein in die erste Tiefschlafphase, in der ein Kind komplett im Ruhezustand angekommen ist.

- Das hilft dabei: ein Schlafsack, in dem das Baby weder schwitzt noch friert, damit es seine Körpertemperatur regulieren kann.
- Das stört diesen Prozess: nicht die Tiefschlafphase abzuwarten, sondern schon

MÜTZCHEN JA ODER NEIN?

Noch vor 15 Jahren war das eine klare Sache: So wie der Papst eine Kappe trägt, haben die Babys ein Mützchen an. Heute wird oft vom Mützchen abgeraten. Was ist dran? Der große Kopf des Babys macht ein Drittel seiner Körperoberfläche aus. Das Baby reguliert also seine Körpertemperatur tatsächlich zu einem guten Teil über den Kopf. Bei einem unbedeckten Kopf kann es seine Körpertemperatur möglicherweise schneller absenken. Das könnte beim Schlafen von Vorteil sein, da senkt der Körper seine Temperatur nämlich ab. Andererseits schlafen nicht alle Babys im gleichen wohltemperierten Zimmer, sondern vielleicht bei Eltern, die Frischluftfanatiker sind. Da kann ein Mützchen vor Zugluft schützen, so wie ja auch manche Erwachsene am liebsten mit einer Decke über dem Kopf schlafen. Wissenschaftliche Untersuchungen zum Vor- und Nachteil des Mützchens sind uns nicht bekannt. Ob das Mützchen im echten Leben einen Unterschied macht, weiß also kein Mensch. Wir halten die Mützchendebatte deshalb für spekulativ und schlagen einen praktischen Kompromiss vor: Wenn die Händchen kalt sind, ist vielleicht an ein Mützchen zu denken, wenn sie warm sind, ist der Kopfschmuck wahrscheinlich überflüssig.

vorher zu versuchen, sich aus dem Zimmer zu schleichen. Dann schreckt das Kind nämlich oft hoch – und muss erst wieder aufs Neue in den Schlaf finden.

GANZ EINFACH SCHLAFEN

Dieser Einblick in den Körper unserer Kinder zeigt: Unter günstigen Bedingungen können Menschenkinder genauso selbstverständlich einschlafen, wie sie atmen, trinken oder schlucken können. Ihr Körper ist dazu gemacht, ihnen die Ruhepausen zu verschaffen, die sie zum Großwerden brauchen. Dass viele kleine Kinder Probleme mit dem Einschlafen haben, liegt also nicht in ihrer Natur – sondern daran, dass die Einschlafbedingungen in unserer modernen Welt für sie oft so ungünstig sind, dass sie den körpereigenen Einschlafprozess empfindlich stören. Um gut und sicher einschlafen zu können, brauchen unsere Kinder also vor allem eins: artgerechte Schlafbedingungen, die ihre angeborenen Grundbedürfnisse erfüllen und ihnen signalisieren, dass sie sich in Sicherheit und Geborgenheit fallen lassen können.

Unterstützung beim Einschlafen

Am Anfang dieses Buches haben wir gelernt: Schlafen war für Menschenkinder in den vergangenen Jahrtausenden eine verflixt gefährliche Angelegenheit. Nie war die Wahrscheinlichkeit größer, von einem Raubtier gefressen, in der Kälte vergessen oder von der Nomadensippe aus Versehen zurückgelassen zu werden als in jenen Stunden, in denen sie mit geschlossenen Augen vor sich hin schlummerten und nicht mitbekamen, was um sie herum geschah. Aus diesem Grund hat sich eine Warnung tief in ihre Gene eingebrannt: Schlafe nirgends, wo es nicht sicher ist. Und wirklich sicher waren Menschenkinder in der gesamten Geschichte unserer Art eigentlich nur an einem Ort: dem Körper eines vertrauten Erwachsenen. Nur da konnten sie sicher sein, weder gefressen noch vergessen zu werden. Nur da fühlten sie sich geborgen. Nur da konnten sie leichten Herzens die Augen schließen, im Vertrauen darauf, später auch wieder aufzuwachen. Und genau dieses Erbe wirkt in unseren Kindern heute nach. Aus Sicht eines Babys oder Kleinkinds gibt es deshalb häufig nur einen richtig guten Ort zum Schlafen: eng angekuschelt an Mama oder Papa.

DAS GRUNDBEDÜRFNIS NACH NÄHE

Machen wir uns dieses evolutionäre Erbe bewusst, erscheint es absurd, unter welchen Bedingungen wir von unseren kleinen Kindern tadelloses Selbsteinschlafen erwarten: in einem eigenen, kleinen Bett. In einem stillen, abgedunkelten Zimmer. Ohne jeden Körperkontakt. Kein Wunder, dass vielen Kindern das Einschlafen so schwerfällt!

Wollen wir also, dass unsere Kinder gut schlafen, müssen wir zunächst einmal anerkennen: Unter den Bedingungen, die wir in unserer Gesellschaft als normale Schlafumgebung ansehen, klappt es wahrscheinlich nicht. Und zwar nicht, weil irgendetwas mit unserem Kind verkehrt wäre. Sondern weil die Grundannahme falsch ist, dass es für Kinder richtig und gut wäre, wenn sie still und allein einschlafen. Das Gegenteil ist wahr: Kinder brauchen dazu Geborgenheit und die Geräuschkulisse des ganz normalen Lebens.

ALLES, WAS SICH GUT ANFÜHLT

Kuscheln, Stillen, Tragen, Wiegen. Was immer sich stimmig anfühlt, ist richtig und gut. Nur vor einem sollten Eltern sich hüten: ihrem Baby ein Einschlafritual anzubieten, das ihnen selbst nicht behagt. Denn Nähe zu schenken, während wir gleichzeitig am liebsten davonlaufen würden, sendet dem Baby eine Doppelbotschaft, die es zutiefst verunsichern kann: Will Mama mir nun nah sein oder nicht? Deshalb lieber auf unaufwendige Weise liebevoll Nähe schenken.

EINSCHLAFEN: NICHT NUR IM BETT

Kinder brauchen ihren Schlaf. Aber in der Frage, wo sie ihn kriegen, sind vor allem Babys oft ausgesprochen flexibel. Sie schlafen eigentlich überall. Die einzige Voraussetzung ist, dass sie sich geborgen fühlen. Trotzdem plagt viele Eltern ein schlechtes Gewissen, wenn ihr Kleines mal wieder auf dem Sofa oder im Tragetuch eingeschlafen ist. Gehören Kinder zum Schlafen nicht besser doch ins Bett? Nein. Menschenkinder schlafen am besten da, wo sie sich wohlfühlen und nicht alleine sind. Und das ist gerade bei kleinen Kindern oft eben nicht das Schlafzimmer, sondern es sind Orte, an denen das Leben tobt. Es gibt Familien, die wochenlang mühsam versucht haben, abends ihr Baby im ruhigen, dunklen Kinderzimmer schlafen zu legen – bis sie gemerkt haben, dass es am besten im hellen Wohnzimmer auf dem Sofa zwischen Mama und Papa einschläft, während der Fernseher läuft. Andere Babys halten ihre Tagschläfchen ausschließlich im Tragetuch, eng angekuschelt an Mama oder Papa – und finden das kein bisschen weniger erholsam, als im Bett zu liegen, im Gegenteil! Auch der Kinderwagen ist bei vielen Kindern als Schlafort sehr beliebt, weil er sie so gemütlich in den Schlaf schaukelt. Für all diese Schlafplätze gilt: Sie sind in keiner Hinsicht schlechter als ein Bett – nur anders! Eltern können ihre Kinder also beruhigt und guten Gewissen da schlummern lassen, wo sie am liebsten einschlafen.

NÄHE SCHENKEN

Ein Baby liebevoll in den Schlaf zu begleiten, muss keine aufwendige Sache sein. So schlafen viele Säuglinge beispielsweise ganz von allein beim Stillen ein. Sich diesen Effekt zunutze zu machen, sorgt für ein denkbar einfaches Einschlafritual. Auch beim Tragen im Tragetuch oder in einer Tragehilfe schlafen Babys und Kleinkinder oft ein, ohne dass die Eltern dafür irgendetwas Besonderes tun müssten. Gerade das »Nebenherlaufen« in der Trage scheint für viele Kinder etwas ausgesprochen Beruhigendes zu haben, das ihnen das Einschlafen leicht macht. Ebenso unkompliziert ist es, sich gemeinsam ins große Bett zu kuscheln, dem

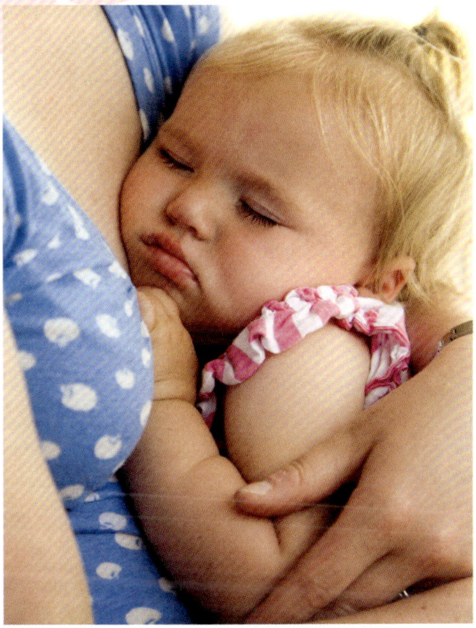

Angekuschelt an Mama oder Papa finden Kinder ihr Schläfchen kein bisschen weniger erholsam, als im Bett zu liegen, im Gegenteil!

Baby eine Hand auf den Bauch zu legen und langsam und ruhig ein- und auszuatmen, bis es einschläft. Neben den drei Klassikern Stillen, Tragen und Kuscheln gibt es natürlich jede Menge anderer Möglichkeiten, Babys sanft in den Schlaf zu begleiten. Erlaubt ist, was gefällt. Mag ja sein, dass Babys mit Nähe leichter einschlafen – aber werden sie so nicht total verwöhnt? Sorgen wie diese halten viele Eltern davon ab, ihre Kinder in den Schlaf zu begleiten. Dabei ist es völlig normal und artgerecht, dass kleine Kinder beim Einschlafen Hilfe brauchen. Sie werden dadurch nicht verwöhnt, sondern gestärkt. Es ist die beste Vorbereitung dafür, später gut alleine einschlafen zu können – getragen von der tief verankerten Sicherheit, dass Mama und Papa immer da sind, wenn man sie braucht.

VON MAMA- UND PAPAKINDERN …

Heute will Papa das Kleine ins Bett bringen. Doch anstatt sich selig anzuschmiegen, brüllt es wie von Sinnen und wird erst auf Mamas Arm wieder ruhig. Was ist da los? Eine zu enge Mutter-Kind-Bindung etwa? Nein: Wie »mamaverrückt« Babys und Kleinkinder sind, ist einfach eine Frage ihrer angeborenen Persönlichkeitsstrukturen. Etwa 40 Prozent aller Neugeborenen, stellte der amerikanische Psychologe Jerome Kagan fest, bringt so schnell nichts aus der Ruhe. Diese Kinder lassen sich meist problemlos von Mama, Papa oder Opa ins Bett bringen und schlafen manchmal sogar ganz ohne Hilfe ein. Weitere 40 Prozent aller Neugeborenen sind anspruchsvoller: Mama oder Papa sind als Einschlafhelfer okay, weniger vertraute Personen hingegen nicht und alleine einzuschlafen,

WIE WÄRE ES BEI UNS?

»Wenn man mir die Matratze wegnimmt und mich zwingt, auf dem Boden zu schlafen, wird mir das Einschlafen sehr schwerfallen. Heißt das, ich leide unter Schlaflosigkeit? Natürlich nicht! Geben Sie mir die Matratze zurück, und Sie werden sehen, wie gut ich schlafen kann! Wenn man ein Kind von seiner Mutter trennt und ihm das Einschlafen schwerfällt, leidet es dann unter Schlaflosigkeit? Sie werden sehen, wie gut es schläft, wenn Sie ihm seine Mutter zurückgeben!«

Dr. Carlos Gonzales, spanischer Autor und Kinderarzt

AUSNAHMEN

Sofa, Wasserbett und andere unsichere Lagerstätten sind keine Orte, an denen Babys schlafen sollten. Und auch die Autoschale ist nicht empfehlenswert, da sie aus Sicherheitsgründen so gebaut ist, dass sie das Kleine zwar im Fall eines Aufpralls super schützt, dabei aber den kleinen Rücken und das Köpfchen in eine unnatürliche Position zwingt. Schläft das Kleine während der Fahrt darin ein, ist das natürlich trotzdem kein Problem – aber am Ziel angekommen sollten insbesondere die kleineren Babys (unter zwei Monaten) besser aus der Schale und zum Beispiel in die Tragehilfe genommen werden und dort weiterschlafen.
Wenn ältere Babys ab und zu ihr Nickerchen in der Autoschale vollenden, kann man eher mal ein Auge zudrücken.

kommt gar nicht in die Tüte. Und dann gibt es noch jene 20 Prozent aller Neugeborenen, die Kagan »hoch reaktive Babys« nennt: Sie sind nicht nur besonders wach und aufgeweckt, sondern auch motorisch ihren Altersgenossen weit voraus. Doch auf Stress reagieren sie empfindlich, vor allem auf Trennungen.

… UND »DOPPELSTRATEGIEN«

Ganz typisch für »hoch reaktive Babys« ist eine extrem enge Bindung an ihre »primäre Bezugsperson« – und das ist in den meisten Familien nun mal die Mutter. (In Familien, in denen sich jedoch von Geburt an der Vater am stärksten um das Baby kümmert, ist er dann allerdings derjenige, der von hoch reaktiven Babys als alleiniger Ins-Bett-Bringer akzeptiert wird.)
Wie gehen Familien am besten mit dieser Mamapräferenz um? In der Praxis geben die meisten Eltern diesem Bedürfnis erst einmal einfach nach: Dann bringt eben in den ersten Monaten nur Mama das Kleine ins Bett. Staut sich jedoch allmählich ein gewisser Frust darüber an, immer zuständig zu sein beziehungsweise nie zum Zug zu kommen, hilft zunächst mal Reden: Welche Optionen gibt es, wie fühlen sie sich für uns an? Eine Option wäre zum Beispiel eine Doppelstrategie, die dem Baby einerseits weiterhin das Bedürfnis nach ganz viel Mama zugesteht, andererseits aber auch behutsam gegensteuert. Denn: Tag und Nacht die einzig akzeptierte Bezugsperson zu sein, kann ganz schön schlauchen, und eine erschöpfte Mutter ist auch nicht gerade der Hit für das Baby. Auch hoch reaktiven Babys ist deshalb durchaus zuzumuten, mal von Papa ins Bett gebracht zu werden, selbst wenn sie dabei weinen. Ob das allerdings funktioniert, muss jede Familie sel-

WANN IST ENDLICH FEIERABEND?

Klar, dass die abendliche Einschlafbegleitung manchmal schlicht über die eigenen Grenzen geht. Was tun? Viele Eltern machen gute Erfahrungen damit, sich mit dem Abendritual abzuwechseln. Mal bringt Papa ins Bett, mal Mama. Der andere Partner hat frei und damit auch explizit die Erlaubnis, den Haushalt sein zu lassen und sich selbst etwas Gutes zu tun. Manche Kleinkinder reagieren überraschend verständig, wenn Mutter oder Vater ihnen erklären, dass sie abends mal eine Pause brauchen. Und lassen sich beispielsweise bereitwillig darauf ein, in Ruhe noch etwas Musik zu hören und darüber wegzudämmern. Doch mit einem sehr kleinen oder einem sehr nähebedürftigen Kind hilft oft nur das: Einschlafbegleitung und Feierabendentspannung zusammendenken. Manche Mütter holen sich ihre Babys zum Einschlafen aufs Sofa und stillen sie eher nebenbei als bewusst in den Schlaf, während sie Folge um Folge ihrer Lieblingsserie gucken. Andere lesen ein Buch oder E-Book, während das Kind an ihrer Seite zur Ruhe kommt. Wieder andere verwandeln den Tanz ums Einschlafen in eine gemeinsame Vorleseroutine: Papa liest den aktuellen Lieblingsroman vor, Mama hört zu. Oder umgekehrt. Die Mischung aus Gemurmel und Lageratmosphäre zieht oft auch die Schlafengel geradezu magisch an.

ber herausfinden. Manchmal entsteht tatsächlich ein Gewinn für alle; die Mutter kommt zum Durchatmen und der Vater auch mal zum Zuge, und das Baby steht mit ausgeglichenen Eltern auch gut da. In anderen Fällen aber überwiegt der Stress, weil die Mutter nicht entspannen kann und der Vater auf den Protest gestresst reagiert. Ein Tipp für den Vater: Selbst wenn dein Baby schreit, während deine Partnerin im Fitnessclub trainiert – du darfst dich jetzt nicht anzählen lassen, denn du bist für dein Kind wirklich wichtig, auch wenn es dir das nicht zeigen kann.

DAS NÄHEBEDÜRFNIS WANDELT SICH

Werden unsere Kinder älter, verändert sich ihr Nähebedürfnis – und damit auch die Begleitung, die sie von uns beim Einschlafen brauchen. Anstatt sich nach Ganzkörperkontakt zu sehnen und deshalb am liebsten in unseren Armen einzuschlafen, haben sie nun ein ganz starkes Bedürfnis nach unserer Präsenz. Sie wollen also nicht mehr unbedingt eng umschlungen einschlafen, aber dennoch spüren, dass wir ihnen nah sind. Wann ein Kind so weit ist, ist individuell verschieden. Viele Kinder schlafen auch über das zweite und dritte Lebensjahr hinaus am liebsten mit viel Körperkontakt ein, bei anderen zeigt sich in diesem Alter so langsam auch zur Schlafenszeit ein gewisses Autonomiebestreben: Mamas und Papas Nähe werden zwar immer noch gebraucht, aber in anderer Form. In vielen Familien wird nun das Nachbesprechen des Tages zu einem wichtigen Teil des In-den-Schlaf-Helfens: Auf der Bettkante sitzend, erfahren die Eltern, was das Kind gerade beschäftigt. Nähe schenken heißt nun aufmerksam bei der Sache zu sein. Zuzuhören, ohne zu bewerten. Und gemeinsam einen Weg suchen, wie das Kind nicht nur körperlich, sondern auch innerlich zur Ruhe kommen kann.

ABENDRITUAL KANN HELFEN

Eine Idee wäre, eng angekuschelt eine Geschichte vorgelesen bekommen, ein Schlaflied singen, manche Familien sprechen auch ein Abendgebet. Danach wünschen sich viele Kinder, dass Mama und Papa einfach noch ein wenig im Raum bleiben und vielleicht ihre Hand halten. Nun geht es nicht mehr darum, mit voller Aufmerksamkeit beim Kind zu sein, sondern rein durch die körperliche Präsenz eine Sicherheit zu vermitteln, die beim Einschlafen hilft: Du bist nicht allein. Unseren Kindern diesen letzten Gefallen des Tages zu tun, bevor sie einschlafen und unser Feierabend beginnt, fällt vielen Eltern leichter, wenn sie in dieser Zeit bereits etwas für sich tun können: wenn sie stricken oder häkeln, per Kopfhörer ihre Lieblingsmusik hören, mit dem E-Reader ein Kapitel ihres Romans lesen, autogenes Training machen oder meditieren. Als besonders wirkungsvolles Mittel gegen das Gefühl der Isolation und des Gefangenseins am Kinderbett erweist sich für viele Mütter der Austausch mit anderen Frauen, die ebenfalls gerade ihre Kinder in den Schlaf begleiten – per Facebook, WhatsApp oder in Foren lassen sich ganz leicht Gleichgesinnte finden.

TIPP: RÜCKHALT AUS DEM ONLINE-CLAN

Mit dem Handy in der Hand an der Bettkante ihres Kindes zu sitzen: Dabei haben viele Eltern ein schlechtes Gewissen. Dabei schenken sie ihrem Kind genau das, was es jetzt braucht, nämlich die Rückversicherung, nicht allein zu sein. Und den Eltern ist es egal, wenn es mal fünf Minuten länger dauert als sonst. Denn ihr Feierabend hat bereits begonnen. Ob in Elternforen, Facebook-Gruppen oder Mama-Blogs: Wer hier den Austausch mit Gleichgesinnten sucht, daddelt nicht einfach nur, sondern organisiert sich aktiv den Rückhalt der Gemeinschaft, den Eltern rund um den Globus brauchen und immer gebraucht haben. Die Bloggerin Susanne Mierau hat für diesen Eltern-Stamm im Internet den Begriff »Online-Clan« geprägt: Dieser virtuelle Austausch erfüllt ein geradezu archaisches Urbedürfnis nach Gemeinschaft.

(Ein-)Schlafen in der Kita

In den Wochen vor einem Betreuungsstart überlegen viele Eltern, wie sie ihrem Kind die Umgewöhnung leichter machen können. Wird ihm das Schlafen woanders vielleicht leichter fallen, wenn es auch zu Hause alleine einschlafen kann? Sollen wir ihm besser vorher das Stillen ab- und einen Schnuller angewöhnen, ein Kuscheltier etablieren und das Einschlaftragen abschaffen? So verständlich diese Überlegungen sind: Unserer Erfahrung nach ist es am besten, wenn Eltern zu Hause erstmal gar nichts verändern. Das Kind wird ohnehin bald merken, dass in der Betreuung vieles anders ist als zu Hause: Da gibt es neue Kinder und andere Erwachsene, das Essen schmeckt anders, die Routinen und Tagesabläufe sind anders und die Schlafenszeit ist eben auch anders als zu Hause. Zur Überraschung ihrer Eltern kommen gerade kleine Kinder mit solchen klaren Unterschieden erstaunlich gut zurecht. Es ist, als unterschieden sie fortan klar zwischen zwei Welten: Der Welt bei der Tagesmutter, wo es Müsli zum Frühstück gibt, andere Kinder zum Spielen, den täglichen Ausflug in den Park und die Mittagsschlafzeit danach im Matratzenlager. Und die Welt zu Hause, in der es morgens Milch aus Mamas Brust gibt, in der die vertrauten Spielzeuge und Krabbelgruppenfreunde ihren Platz haben und in der natürlich nur im großen Bett geschlafen wird.

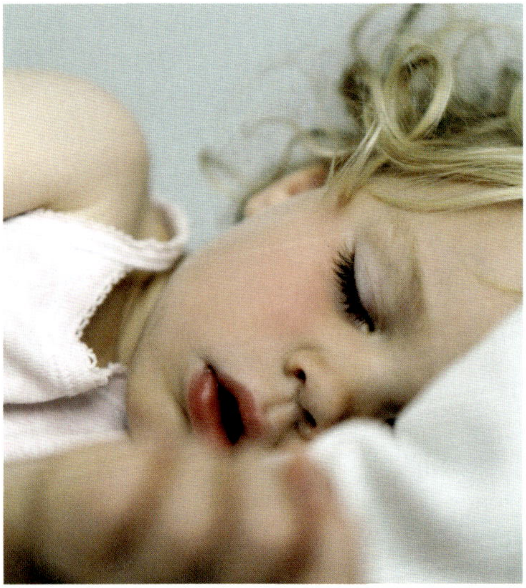

WIE DIE BETREUUNG DEN SCHLAF VERÄNDERT

So viele Gedanken wir Eltern uns um das Schlafen in der Krippe machen, so wenige machen wir uns häufig um das Schlafen nach der Krippe, wenn wir alle wieder zu Hause sind. Dann ist doch schließlich alles wie immer – oder?
Kommt drauf an: Manchen Kindern sind nach dem Krippenstart zu Hause keine größeren Veränderungen anzumerken. Sie schlafen allenfalls ein bisschen früher ein, ausgepowert vom Spielen und von all den neuen Eindrücken. Doch viele Babys und Kleinkinder stecken den Krippenstart nicht ganz so locker weg. Sie fühlen sich zwar wohl in der Betreuung und lassen sich dort auch gut füttern, schlafen legen und beruhigen – doch wenn sie dann wieder zu Hause sind, holen sie sich intensiv all die elterliche Nähe, auf die sie nun für ein paar

»DARF ICH IHN IN DEN SCHLAF KUSCHELN?«

Mit zweieinhalb Jahren kam unser Sohn zur Tagesmutter. Als er das erste Mal über Mittag da gewesen war, fragte ich beim Abholen, wie es denn mit dem Schlafen gegangen sei. Da sagte die Tagesmutter ganz kleinlaut: »Ich hab mit ihm gekuschelt, bis er eingeschlafen war. Ich hoffe, das ist nicht schlimm.« Ich hab ihr dann gesagt, dass mich das sehr freut und sie das bitte unbedingt weiterhin so machen soll. Sie meinte daraufhin, dass ihr das ja auch am liebsten sei, aber dass es auch Eltern gibt, denen das nicht recht ist, wenn sie die Kinder so verwöhnt.

Elisabeth, Mutter von Felix

Stunden verzichten mussten. In Bezug auf die Nächte heißt das: Mit dem Betreuungsstart werden viele Babys und Kleinkinder wieder häufiger wach und verlangen nach Milch und Nähe satt – als wollten sie ihre Vorräte auffüllen für die Stunden des Tages, an dem sie von den Eltern getrennt sein werden. Ältere Krippenkinder wünschen sich nachmittags häufig einen ausgedehnten Mittagsschlaf im großen Bett, bei dem Mama oder Papa von Anfang bis Ende dabeibleiben und sie im Arm halten – als Rückversicherung, dass sie nun wirklich wieder da sind und heute nicht mehr weggehen.

MEHR NÄHE ZUM AUSGLEICH

All diese Veränderungen bedeuten nicht, dass die Betreuung kleinen Kindern »schadet« oder dass Eltern ein schlechtes Gewissen haben müssen, ihren Kindern die tägliche Trennung zuzumuten. Aus unserer Sicht ist es absolut legitim, dass Eltern sich Entlastung in Form von guter (!) außerfamiliärer Betreuung organisieren, auch wenn ihr Kind vielleicht lieber den ganzen Tag mit ihnen zusammen wäre: Familie ist ein System und kann nur dann funktionieren, wenn es allen Beteiligten möglichst gut geht. Doch gerade wenn wir unseren Kindern einen gewissen Preis für unser Lebensmodell abverlangen – und stundenweise von den Eltern getrennt zu sein ist für kleine Kinder zunächst einmal ein Preis, den sie bezahlen müssen –, sollten wir auch bereit sein, ihnen im Ausgleich besonders viel Nähe und Begleitung gerade auch am Abend und in der Nacht zukommen zu lassen, die ihnen die Umstellung leichter machen.

Einschlafhilfen nach Alter: Null bis sechs Monate

Man kann nicht zweimal in denselben Fluss steigen, sagte der Philosoph Heraklit, um zu verdeutlichen, dass alles im Leben Wandel ist. Und man kann deshalb auch nicht zweimal dasselbe Kind ins Bett bringen, möchten wir ergänzen. Denn auch hier gilt: Das Kind, das wir gestern in den Schlaf begleitet haben, ist heute schon ein anderes geworden. Kinder verändern sich, und mit ihnen verändern sich ihre Bedürfnisse, auch und gerade beim Einschlafen. Deshalb ist es aus unserer Sicht so wichtig, nah an unseren Kindern und ihren individuellen Entwicklungsschritten dran zu sein und unsere Einschlafbegleitung ihren sich wandelnden Bedürfnissen anzupassen. Dabei möchten wir Eltern dazu ermutigen, Entwicklungen weder vorzugreifen (»Ein Baby muss doch mit sechs Monaten alleine einschlafen lernen!«) noch zu beschneiden (»Ich will aber noch nicht, dass mein Kind in seinem eigenen Bett schläft!«), sondern einfach geschehen zu lassen. Denn erfüllte Bedürfnisse verschwinden mit der Zeit. Unerfüllte aber kehren immer wieder zurück.

EINSCHLAFHILFEN FÜR DAS ERSTE HALBJAHR

In ihren ersten Lebenstagen ist das Einschlafen für die meisten Babys kein Problem. Sie nicken immer und überall weg, wenn sie müde sind. Und das sind sie meistens. In ihren ersten Nächten außerhalb des Bauches fallen viele Neugeborene dabei in einen so tiefen, langen Schlaf, dass sich ihre Eltern bereits beglückwünschen: Wir haben einen Durchschläfer erwischt! Dabei muss sich das Kleine nur erstmal von den Anstrengungen der Geburt erholen. Irgendwann in den darauffolgenden Tagen merken Eltern dann: Es gibt Momente, in denen wirkt unser Kleines unverkennbar müde und findet trotzdem einfach nicht in den Schlaf. Was tun? Wir hätten da drei Ideen.

Schlafplatz überprüfen

Wo schläft das Baby denn nicht ein? Im Plexiglasbett im Krankenhaus, in der Wiege, im Kinderwagen? Dann fehlt ihm vermutlich nur das wichtigste Einschlafelement für Neugeborene überhaupt: unmittelbare körperliche Nähe. Auf dem Arm, an der Brust oder im Tragetuch fallen ihm wahrscheinlich gleich die Augen zu.

Weinen kann auch Verarbeiten sein

Das Baby ist bereits auf dem Arm und findet trotzdem einfach nicht in den Schlaf? Es schreit und weint und nichts scheint ihm zu helfen? Nun kann natürlich niemand genau wissen, was in so einem verzweifelten kleinen Zwerg vorgeht. Gerade in den ersten drei Monaten stecken vielleicht die berüchtigten Dreimonatskoliken dahinter, aber von denen ist weder bekannt, woher sie genau kommen, noch, was wirklich dagegen hilft. Auch scheint uns die

These ganz plausibel, dass kleine Babys manchmal vor dem Einschlafen einfach weinen müssen, um ihre innere Anspannung loszuwerden. Schließlich haben sie in ihrem jungen Leben gerade eine riesige Umstellung gemeistert, die ihnen einiges abverlangt hat – und da sie nun mal noch nicht sprechen können, ist weinen ihr einziger Weg, uns davon zu »erzählen« und so ihren inneren Druck abzubauen. Mit dem »kontrollierten Schreienlassen« (siehe ab Seite 29), gegen das wir uns aussprechen, hat das nichts zu tun: Ein Baby eng an den eigenen Körper geschmiegt weinen zu lassen, wenn es offensichtlich untröstlich ist, ist aus unserer Sicht sogar ein ausgesprochen liebevoller, bedürfnisorientierter Akt. Wenn sich das Kleine »ausgeweint« hat, wird es mit hoher Wahrscheinlichkeit friedlich angekuschelt einschlafen.

Die Welt ein wenig bauchiger machen

Bis zu ihrer Geburt war Mamas Bauch ihre Welt. Dann kam die große Umstellung: helles Licht statt schummriger Dunkelheit, unendlich viel Platz statt der vertrauten Enge, kühle Luft statt warmem Fruchtwasser, Schwerkraft statt Schwerelosigkeit. Kein Wunder, dass viele Neugeborene mit dieser Umgewöhnung ganz schön zu kämpfen haben und sich in ihren ersten Lebenswochen vielleicht auch manchmal in die Gebärmutter zurücksehnen.

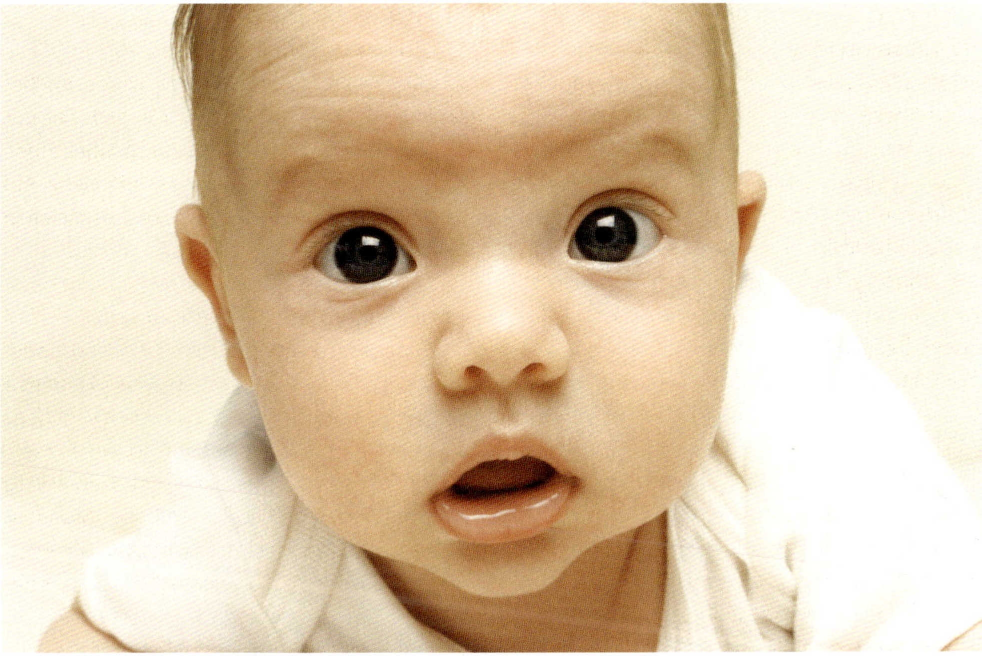

DIE WELT DURCH BABYS AUGEN SEHEN

Dazu passt, dass viele Neugeborene sich vor allem, wenn sie müde werden, besonders gut entspannen können, wenn ihre Eltern ihnen ein wenig Bauchgeborgenheit auch außerhalb des Mutterleibs schenken. Zum Beispiel so:

- Im Tragetuch erlebt das Kleine vertraute Enge sowie die schaukelnden Bewegungen, die es aus dem Bauch kennt.
- In ein Pucktuch eingewickelt, spürt das Baby die vertraute Begrenzung aus der Gebärmutter (zum Pucken mehr auf der Seite gegenüber).
- Mamas Brust im Mund erinnert an das immer verfügbare Fruchtwasser und an das Gefühl, weder Hunger noch Durst zu kennen.
- Die Abendsonne, die durch den roten Wiegenhimmel scheint, macht ein ähnliches Licht, wie es manchmal im Bauch zu sehen war.
- Auf Papas oder Mamas nackter Brust liegend, kann das Kleine deren Herzschlag lauschen – genau wie früher in Mamas Bauch.
- Und wenn es dabei selber nackt ist, erlebt es wieder alles barrierefrei und sinnlich intensiv.
- Weißes Rauschen, wie es etwa die Dunstabzugshaube, aber auch eine App fürs Smartphone macht, klingt so ähnlich, wie das vorbeirauschende Blut im Mutterleib geklungen haben könnte.

Um Ihrem Neugeborenen sanft in den Schlaf zu helfen, möchten wir Ihnen also ans Herz legen, Ihrem Kleinen vor allem zur Schlafenszeit möglichst viel körperliche Nähe und Geborgenheit zu schenken – und das ganz ohne Angst vor »schlechten Einschlafgewohnheiten«. Genießen Sie die Zeit, in denen Ihr Baby am liebsten eng angekuschelt, Haut an Haut auf Ihrem Bauch oder an Ihrer Brust, im Arm oder im Tragetuch einschläft – sie geht so schnell vorbei.

BRAUCHEN BABYS EINEN SCHNULLER?

Unsere Einschätzung: Zur Sicherheit sollte in den ersten Lebenswochen auf den Schnuller verzichtet werden, da das Baby wegen der unterschiedlichen Nuckeltechniken das Trinken an der Brust vielleicht schwerer erlernt. Das könnte den Stillstart erschweren.
Hat sich das Stillen erstmal eingespielt, kann der Schnuller durchaus eine gute Einschlafhilfe sein – vor allem, wenn die Mutter keine Lust hat, ihre Brust als Einschlafhilfe zur Verfügung zu stellen. Ein Allheilmittel ist der Schnuller aber auch nicht. Genauso schnell, wie viele Babys nämlich mit ihm im Mund einschlafen, wachen sie wieder auf, wenn er ihnen aus dem Mund fällt. Für Eltern bedeutet das: Sie können allenfalls das regelmäßige nächtliche Stillen durch die wiederholte nächtliche Schnullersuche ersetzen.

BABYS DURCH PUCKEN BERUHIGEN

Immer wieder hören junge Eltern den Rat: »Wickel dein Baby doch mal richtig fest in ein Pucktuch ein. So fühlt es sich geborgen wie im Mutterleib, schläft leichter ein und länger am Stück durch!« Es stimmt, dass Enge vor allem auf kleine Babys eine beruhigende Wirkung haben kann. Und Studien legen tatsächlich nahe, dass Babys als kleine Puckpakete verpackt länger am Stück schlafen. Allerdings scheint der Effekt nicht vorzuhalten – Babys, die regelmäßig gepuckt werden, schlafen weder länger noch tiefer. Zudem sind die Reaktionen der Babys auf das Pucken sehr individuell, manche Babys bevorzugen eher das leichte Zudecken. Um einem unruhigen Baby beim Einschlafen zu helfen, können Eltern das Pucken also ruhig mal ausprobieren.

Trotzdem raten wir davon ab, das enge Einwickeln standardmäßig als Einschlafhilfe zu verwenden. Zum einen brauchen Babys nun einmal auch ihre Bewegungsfreiheit, um ihr Körpergefühl entwickeln zu können. Zum anderen könnte das feste Einpucken eine Fehlentwicklung des Hüftgelenks begünstigen. Manche Studien bringen das feste Pucken zudem mit einem erhöhten Risiko für den plötzlichen Kindstod in Verbindung. Auch hier gilt also: gucken, was fürs eigene Kind funktioniert, und nichts überziehen.

Sechs bis zwölf Monate

Mittlerweile ist Ihr Kleines so richtig auf der Welt angekommen. Wach und aufmerksam erkundet es seine Umgebung und wird immer mobiler. Das Einschlafen macht das nicht unbedingt einfacher – es gibt gerade so viel zu entdecken, dass Schlafen wie die reine Zeitverschwendung erscheint. Dazu kommen ein paar neue Herausforderungen, die das Einschlafen jetzt zusätzlich erschweren können: Die ersten Zähnchen drücken im Mund, die neue Beikost ist erstmal schwerer verdaulich als die vertraute Milch, und dann erwacht pünktlich mit dem Fremdelalter auch noch die tiefe Angst vor dem Alleinsein, die Babys besonders anhänglich werden lässt. All das zeigt: Ihr Baby mag jetzt größer sein, Ihre liebevolle Begleitung beim Einschlafen braucht es aber so nötig wie eh und je. Unsere drei Einschlafideen für dieses Alter:

ENTWICKLUNGSSPRÜNGE SCHAFFEN NÄHEBEDARF

Oft stellen wir uns die Entwicklung unserer Kinder wie eine gerade Linie vor: Erst lernt es was, und dann kann es das. Einmal guter Schläfer, immer guter Schläfer. Doch so ticken Babys nicht. Sie schlafen wochenlang problemlos alleine ein, bis sie eines Tages zu fremdeln beginnen und plötzlich mehr Nähe brauchen.
Vielen Eltern fällt es schwer, diese scheinbaren Rückschritte liebevoll zu begleiten, weil sie dabei im Stillen immer denken: Ich weiß doch, dass du das kannst! Doch gerade um den ersten Geburtstag herum machen viele Babys so einen Sprung in Richtung Selbstständigkeit, dass sie abends und nachts zum Ausgleich eine Extraportion Nähe als Rückversicherung brauchen. Ihr Kind nun besonders eng zu begleiten, ist deshalb kein Rückschritt, sondern eine Reaktion darauf, was es jetzt braucht. Und keine Sorge: Sobald dieses Bedürfnis erfüllt ist, wird es wieder verschwinden, und Ihr Kind wird so gut schlafen wie zuvor.

Ab auf den Rücken!

Ihr Baby in den Schlaf zu tragen, ist nach wie vor eine super Idee. Allerdings wird es vor der Brust langsam zu schwer. Zieht es im Tuch oder in der Trage jetzt auf den Rücken um, können Sie es weiterhin in den Schlaf tragen und haben dabei sogar mehr Bewegungsfreiheit als bisher.

Reize abschirmen

Für ältere Babys ist die Welt oft so spannend, dass sie selbst im abgedunkelten Schlafzimmer kaum zur Ruhe kommen. Ihnen hilft beim Einschlafen, wenn ihre Eltern so viele Reize wie möglich wegnehmen. Das Mobile über dem Beistellbett, das Kuscheltier: es kann sein, dass all das viel zu aufregend ist. Besser ist es, sich gemeinsam ins große Bett zu kuscheln, zu stillen und dann sanft die Augen zuzustreicheln.

Ich lass dich nicht allein!

Mit etwa einem halben Jahr entwickeln Babys ein Gefühl für Objektpermanenz. Das heißt, sie wissen nun, dass etwas auch dann noch da ist, wenn sie es nicht sehen können. Das ist einerseits beruhigend, bedeutet es doch, dass Mama nicht von diesem Planeten verschwindet, wenn sie aus dem Zimmer geht. Andererseits wird Babys damit auch bewusst, dass sie tatsächlich allein gelassen werden können, dass Menschen weggehen können – und das löst Urängste aus, die sie vor allem beim Einschlafen klammerig werden lassen. Verstärkt werden diese Ängste, wenn das Baby spürt, dass Mama oder Papa versuchen, sich wegzuschleichen, sobald es die Augen schließt. Deshalb lieber geduldig abwarten, bis das Kleine etwa 20 Minuten nach dem Einschlafen wirklich tief schläft.

Ein bis zwei Jahre

Nicht mehr ganz klein, aber auch lange noch nicht groß: Das Leben mit Einjährigen hält für uns Eltern die Herausforderung bereit, einen kleinen Menschen zu begleiten, der manchmal schon erstaunlich viel selber will und macht und kann – und im nächsten Moment so hilflos und abhängig von uns ist wie ein Neugeborenes. Für viele Kinder beginnt mit dem zweiten Lebensjahr außerdem die Zeit, in der sie sich daran gewöhnen, auch ohne Mamas oder Papas Hilfe einzuschlafen – etwa in der Kita, bei der Tagesmutter oder wenn sie zum ersten Mal bei Oma und Opa übernachten. Unsere bewährtesten Einschlafstrategien für dieses Alter:

Keine Kämpfe um die Bettgehzeit

Wenn kleine Kinder sprechen lernen, lautet eins ihrer ersten Worte oft »Nein«. Ein wunderbares, ein machtvolles Wort! »Komm, Schatz, ab ins Bett.« – »Nein!« Und jetzt? Wir möchten Sie ermutigen, jetzt nicht in den weitverbreiteten Kampf ums Schlafengehen einzusteigen, der in so vielen Familien allabendlich ausgefochten wird. Sondern stattdessen diese Grenze Ihres Kindes erstmal zu akzeptieren: »Du willst noch nicht ins Bett? Okay, dann probieren wir es in zehn Minuten noch mal.« Heißt das, dass aus unserer Sicht Einjährige selbst bestimmen sollten, wann sie ins Bett gehen? Nicht unbedingt – zumal hier ja eher ein Zielkorridor verhandelt wird als ein willkürlicher Zeitpunkt. Es gibt Familien, die damit gut fahren, und andere, für die dieser Weg nichts ist. Beides ist legitim. Aber eines erleichtert aus unserer Sicht für alle Familien das Einschlafen ungemein: Wenn es nicht mit Zwang verbunden ist, sondern wie eine freundliche, aber bestimmte Einladung erlebt wird: »Komm, im Bett warten deine Milch und dein Lieblingsbilderbuch, und dann sehen wir ja nach dem Lesen, ob du müde bist!«

Unterwegs schlafen

Einjährige tagsüber zum Schlafen zu bewegen, kann wirklich eine Herausforderung sein. Es ist nicht ungewöhnlich, dass selbst offensichtlich müde Kleinkinder lieber noch dreimal aus dem Bett klettern und durch die Wohnung torkeln, als einfach liegen zu bleiben. Was hilft: den Mittagsschlaf nach draußen verlegen und das Kleine entweder in der Trage oder im Kinderwagen einschlafen lassen. Dann das Lieblingscafé ansteuern und die Pause genießen.

Woanders schlafen

Was die Einschlafbedürfnisse von Einjährigen angeht, ist im Vergleich zum ersten Lebensjahr bei den meisten kein großer Unterschied zu vermelden. Sie schlafen am besten ein, wenn sie Mama oder Papa dicht in ihrer Nähe wissen und sich nicht alleine fühlen. Doch nur weil Einjährige zu Hause nach wie vor am liebsten von den Eltern in den Schlaf begleitet werden, heißt das nicht, dass es woanders nicht auch anders klappt. Viele Eltern sind verblüfft, wenn sie hören, wie problemlos ihr Kind in der Kita eingeschlafen ist – auch ohne die vertraute Kuschelei. Das Geheimnis: Kleine Kinder sind Herdentiere. Wenn alle schlafen, schlafen sie mit.

Zwei bis fünf Jahre

»Selber machen!« Das ist der Schlachtruf der Zweijährigen. Alles, wirklich alles, wollen sie jetzt alleine schaffen: Schuhe anziehen, Brote schmieren, Zähne putzen – und auch einschlafen? Nein, wenn es ans Ins-Bett-Gehen geht, werden die meisten Zweijährigen ganz schnell wieder klein. »Mama, dableiben!«, sagen sie mit großem bittendem Blick und es ist gut, auf diese Bitte einzugehen, denn liebevolle Begleitung brauchen unsere Zweijährigen noch immer. Trotzdem kommt jetzt Veränderung in die Einschlafsituation. Viele Rituale aus der Babyzeit weichen langsam neuen Routinen. Unsere Einschlafideen für Zweijährige:

Mitbestimmung ist alles

Zweijährige sind berüchtigt für ihre Wutausbrüche, vor allem zur Schlafenszeit. Dabei rührt ihr Frust oft daher, dass sie das Gefühl haben, dass ständig über sie bestimmt wird, ohne dass sie mitbestimmen dürften. Und dabei sind sie doch schon so groß! Bei näherem Hinsehen ist diese Beschwerde gar nicht mal so unberechtigt. Schließlich haben die wenigsten Zweijährigen ein Mitspracherecht darüber, wann es in die Kita geht, was es dort zu essen gibt, wann und von wem sie aus der Kita abgeholt werden, wann Papa oder Mama nach Hause kommen … und dann bestimmen auch noch andere, wann und wie sie ins Bett gehen sollen? Ganz schön gemein!

Wenn wir den Tagesablauf unserer Kinder aus dieser Perspektive betrachten, erschließt sich leicht, warum wir dafür plädieren, Zweijährigen mehr Gestaltungsspielraum gerade beim Thema Einschlafen einzuräumen. Natürlich in einem Rahmen, der sie nicht überfordert und der auch für den Rest der Familie tragbar ist. Bewährt haben sich in diesem Zusammenhang Entweder-oder-Entscheidungen: die grüne oder die rote Zahnbürste? Wimmelbuch oder Piratengeschichte? »Schlafe, mein Prinzchen« oder »Guten Abend, gute Nacht«? So spürt das Kind, dass es durchaus Einfluss nehmen kann auf seine Schlafenszeit, und schläft deshalb auch leichter ein.

Einschlafen im eigenen Bett

Viele Zweijährige schlafen Abend für Abend im Familienbett (siehe ab Seite 92) ein und wollen daran auch ganz bestimmt nichts ändern. Solange es allen Beteiligten damit gut geht, ist das wunderbar. Schließlich hat der positive Einfluss des Familienbetts auf die Schlafsituation vieler Familien kein Mindesthaltbarkeitsdatum. Doch wenn Eltern ihr Bett gerne mal wieder für sich hätten, ist das dritte Lebensjahr ein besonders günstiger Zeitpunkt, um ihrem Kind das Einschlafen im eigenen Bett schmackhaft zu machen. Denn für Zweijährige mitten in der Autonomiephase gibt es kaum etwas Verlockenderes, als etwas »wie die Großen« zu tun. Viele Familien machen deshalb gute Erfahrungen damit, den Umzug ins Bett für große Kinder regelrecht zu zelebrieren. Das Kind darf sich seine erste eigene Bettwäsche aussuchen, damit wird das Bett feierlich bezogen und dann neben dem vertrauten Elternbett aufgestellt.

Zum ersten Mal im eigenen Bett einzuschlafen, ist dann oft ein bisschen tricky. Bei allem Großseinwollen siegt an diesem Punkt oft die Sehnsucht nach der vertrauten Geborgenheit im Familienbett. Doch mit viel Körperkontakt und liebevoller Begleitung gelingt vielen Zweijährigen der Schritt, zum ersten Mal im eigenen Bett einzuschlafen, worauf sie am nächsten Morgen zu Recht stolz wie Oskar sind. (Auch wenn sie nachts natürlich trotzdem irgendwie wieder in der Besucherritze gelandet sind.)

Vor dem Einschlafen aufs Töpfchen

Im dritten Lebensjahr beginnen viele Windelkinder bewusster zu spüren, wann sie mal müssen. Und das kann sie tatsächlich vom Einschlafen abhalten, ohne dass sie es merken. Deshalb machen viele Eltern im Laufe des dritten Lebensjahres die Erfahrung, dass ihre Kleinen leichter in den Schlaf finden, wenn sie direkt vorm Ins-Bett-Gehen noch eine Sitzung auf dem Töpfchen einlegen. (Manche Eltern lesen der Einfachheit halber dann da die Gute-Nacht-Geschichte vor.) Ruhig ausprobieren!

KINDERGARTENKINDER IN DEN SCHLAF BEGLEITEN

Schlafenszeit ist Bindungszeit. Das gilt auch und gerade im Leben mit größer werdenden Kindern. Denn um tagsüber immer weitere Kreise zu ziehen, brauchen unsere Kinder uns abends als einen sicheren Hafen, wo sie ruhig werden und loslassen können. Im dritten bis fünften Lebensjahr kommt noch etwas Weiteres dazu: die sogenannte magische Phase, in der Kinder der Welt mit einer blühenden Fantasie begegnen. Monster und Geister, mit denen

GEHT ES MIT WENIGER NÄHE?

Ist es okay, dem Nähebedürfnis unserer Kinder mit solchen Hilfsmitteln zu begegnen? Und was sind mögliche Nachteile? Wir finden: Abkürzungen sind okay, wenn sie in Maßen genutzt werden. Denn Elternsein ist nun mal eine verflixt anstrengende Aufgabe.

- Schnuller und Nuckeltücher: Sie befriedigen das angeborene Saugbedürfnis (mehr zum Schnuller auf Seite 72).
- Wiegen und Hängematten: Gleichmäßige Bewegungen geben Kindern das Gefühl gehalten und gewiegt zu werden.
- Zischen, Summen und Singen: Solche Geräusche imitieren die Geräuschkulisse des täglichen Lebens, zeigen dem Kind: Du bist nicht allein.
- Enge und Begrenzung: Fest eingewickelt zu werden, fühlt sich für Babys ähnlich an, wie fest in den Armen gehalten zu werden (mehr zum Pucken siehe Seite 73).
- Puppen und Kuscheltiere: Sie sollen das Grundbedürfnis erfüllen, nachts jemanden zum Kuscheln zu haben, ohne dass die Eltern daneben liegen.

sie jetzt Bekanntschaft schließen, tragen das ihre dazu bei, den Kindern das Einschlafen zu erschweren.
Die wichtigste »Regel« für friedliche Abende und gute Nächte mit Kindergartenkindern lautet aus unserer Sicht deshalb: Schlaf ist kein Erziehungsfeld. Das Ins-Bett-Bringen ist weder eine geeignete Gelegenheit, um Machtfragen zu klären, noch, um Grenzen abzustecken. Wenn Ihr Kind die Erfahrung macht, dass es Sie zur Schlafenszeit zu einer Geschichte mehr erweichen kann, heißt das nicht, dass Sie inkonsequent sind. Solange Sie sich okay dabei fühlen, ist alles gut. Und wenn Ihr Kind Ihre Hand zum Einschlafen braucht, heißt das nicht, dass es unselbstständig ist. Denn Schlafenszeit, das ist die Zeit, in der unsere großen Kinder wieder klein und verletzlich werden und besonders dringend unsere Liebe und Unterstützung brauchen.

Ruhigwerden vor dem Schlafengehen

Viele Kinder drehen vor dem Schlafengehen noch mal richtig auf. Sie wollen toben, rangeln, eine Kissenschlacht machen – und wehren sich heftig, wenn der Spaß plötzlich vorbei ist und sie ins Bett gehen sollen. Aus diesem Grund fahren viele Familien gut damit, schon etwa eine Stunde vor der angepeilten Bettgehzeit einen Gang runterzuschalten und die Aktivitäten des Tages langsam in das ruhigere Abendprogramm übergehen zu lassen. Gemeinsam ein Puzzle zu legen, ein Bild zu malen, ein Buch anzugucken oder ein Hörspiel anzuhören, kann Eltern und Kindern dabei helfen, langsam zur Ruhe zu finden.

Beim Alleineeinschlafen unterstützen

Viele Kinder schlafen auch mit drei, vier und fünf Jahren am besten ein, wenn Mama oder Papa an der Bettkante sitzen. Aber gerade in diesem Alter sind die Chancen gut, auf sanfte Weise aus der Nummer rauszukommen – denn nun sind die meisten Kinder so weit, dass sie auch einschlafen können, wenn sie Mama oder Papa in der Nähe, aber nicht unbedingt im selben Zimmer wissen.
Die Umgewöhnung vom Händchenhalten bis zum Einschlafen hin zum selbstständigen In-den-Schlaf-Finden klappt in diesem Alter oft ganz unaufgeregt, indem Eltern schlicht kleine Ausreden erfinden, um nach dem vertrauten Abendritual noch mal kurz das Zimmer zu verlassen. »Ich muss noch mal kurz die Waschmaschine anschalten, bin gleich wieder da« – und schon macht das Kind die Erfahrung, dass es völlig okay ist, auch mal eine Minute allein im Dunklen zu liegen. Mama oder Papa kommen ja wieder. Leider müssen die nach einigen Minuten aber noch mal los: »Jetzt muss ich kurz die Wäsche aufhängen.«
Je geräuschvoller die Tätigkeiten sind, die jetzt anstehen, umso besser. Hört das Kind die Eltern in der Küche oder im Bad rumoren, spürt es ihre

Bild rechts: Mehrere Kinder gleichzeitig ins Bett zu bringen, stellt Eltern vor Herausforderungen – vor allem, wenn die Bedürfnisse stark auseinandergehen. Was meistens hilft: Sich gemeinsam ins große Bett kuscheln, damit keiner allein sein muss.

Nähe auch dann, wenn sie nicht direkt neben ihm sitzen, und schläft darüber ganz friedlich ein. So gewöhnen sich Kindergartenkinder meist sehr schnell daran, dass Mama oder Papa abends nach einer bestimmten Zeit noch mal raus müssen und ein paar Dinge im Haushalt erledigen. Wichtig dabei ist, Verlässlichkeit zu zeigen: Wenn Sie versprochen haben, noch mal ins Kinderzimmer zu kommen, wenn die Spülmaschine ausgeräumt ist, sollten Sie das auch machen.

Mit Musik einschlafen

Ruhige Musik hat einen erstaunlichen Effekt: Sie verlangsamt unseren Herzschlag, lässt unsere Atmung ruhiger und tiefer werden und entspannt die Muskeln. Da überrascht es nicht, dass auch viele Kinder besser einschlafen, wenn sie abends nicht in der Stille liegen, sondern leiser Musik lauschen dürfen. Einfach in das Abendritual einbauen: Erst gibt's eine Geschichte, dann CD-Player starten, Nachttischlampe ausschalten und den Raum verlassen.

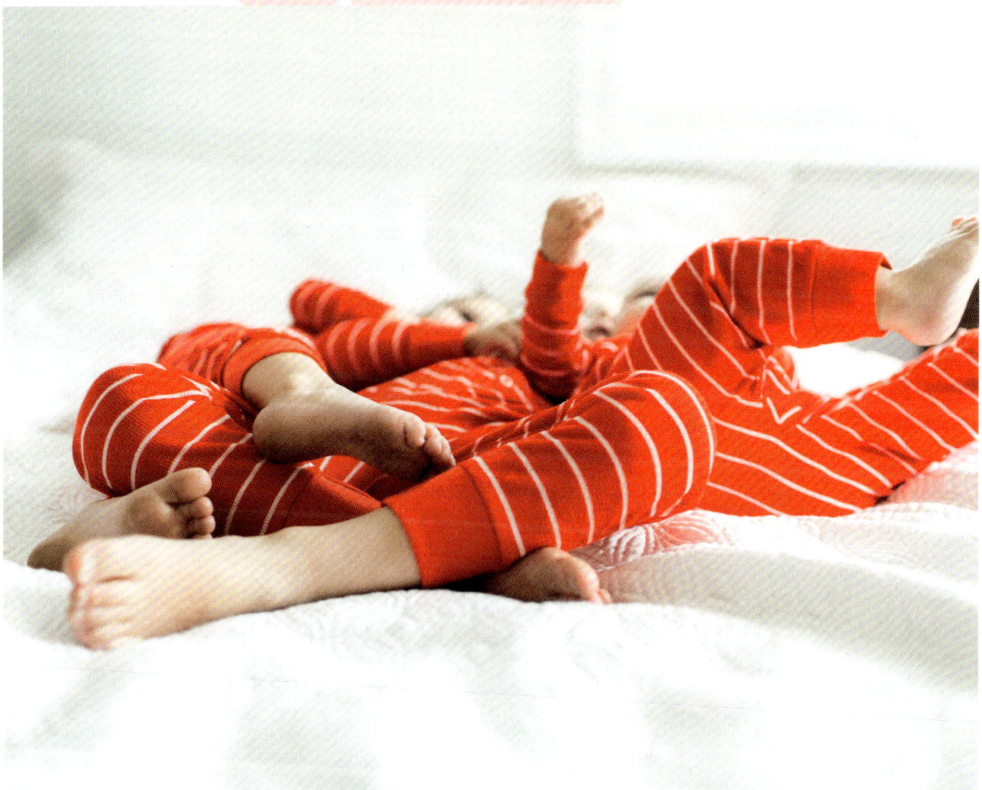

Durchschlafen: Reise durch die Nacht

Wenn sich kleine Kinder mit dem Schlafen schwertun, doktern wir oft am Abendritual herum – anstatt uns mal die Tage genauer anzusehen. Denn mit gemeinsamen Mahlzeiten, viel Bewegung und viel Nähe verbessern sich die Nächte oft wie von selbst.

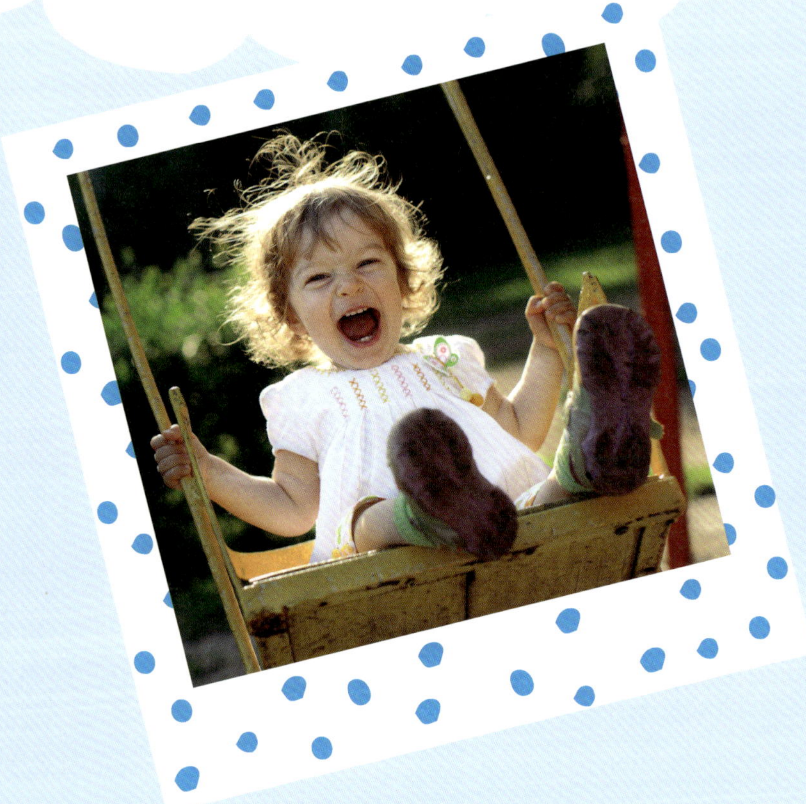

Ist das Abendritual zu lang oder zu kurz? Hält die Kleinen irgendetwas in der Nacht vom Schlafen ab? Meist nehmen wir Eltern erst einmal die Abende und die Nächte genauer unter die Lupe, wenn das Durchschlafen nicht gelingt. Dabei liegen die Ursachen für Schlafprobleme kleiner Kinder oft ganz woanders verborgen – schließlich ist unsere Nacht immer auch ein Spiegel unseres Tages. Und so kann es sein, dass Dinge unseren Schlaf beeinflussen, die sich Stunden vor dem Zubettgehen abgespielt haben und die wir überhaupt nicht mit der Schlafsituation unserer Kinder in Zusammenhang bringen. Umso wichtiger erscheint es uns da, einmal einen Blick darauf zu werfen, was wir Eltern bereits tagsüber dafür tun können, dass unsere Kinder in der Nacht gut schlafen.

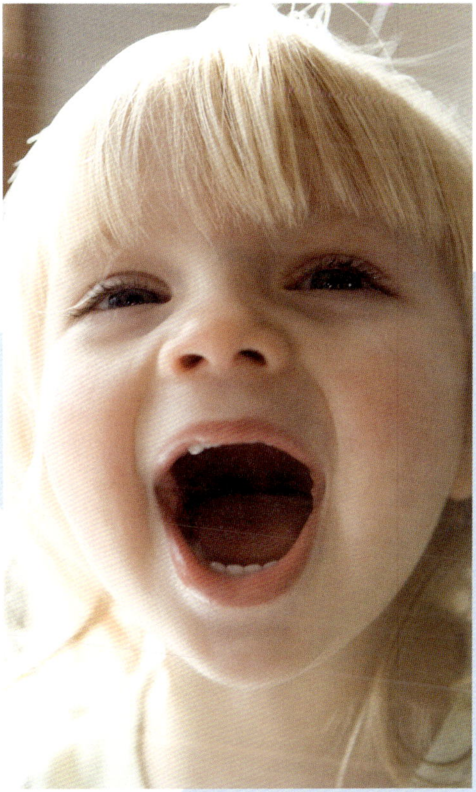

Kinder, denen am Tag Nähe und Sicherheit geboten wird, finden in der Nacht leichter Ruhe. Doch wir dürfen nicht vergessen, dass für kleine Menschenkinder jeder einzelne Tag ein aufregendes neues Erlebnis darstellt.

Was der Tag mit der Nacht zu tun hat

TÄGLICH RAUS INS FREIE!

Schlafforscher aus Liverpool haben festgestellt: Babys und Kleinkinder schlafen nachts besser und länger, wenn sie tagsüber draußen waren – schon eine halbe Stunde scheint einen Unterschied zu machen. Für uns Eltern bedeutet das, dass wir uns in Sachen Babyschlaf ruhig etwas von der Schlafphilosophie finnischer Familien abschauen können: Die sind nämlich überzeugt, dass Babys und Kleinkinder tagsüber am besten in einem großen gemütlichen Kinderwagen auf der Veranda schlafen. Auch im Winter!

ACHTUNG, AUFREGENDES ESSEN

Leider gibt es kein Essen, das Kinder zu Superschläfern macht, dafür eine einfach Regel: Kinder schlafen am besten, wenn sie satt, aber nicht überfüllt sind. Manche Eltern machen die Erfahrung, dass nicht nur Koffein, sondern auch Zucker oder der Lebensmittelfarbstoff Tartrazin (E 102 – unter anderem in Limonaden, Backwaren und Süßigkeiten, aber auch in Senf und Schmelzkäse) ihre Kinder »aufdreht«. In diesem Fall weg damit. Generell gilt: Gerade im Krabbelalter sind kleine Kinder oft so damit beschäftigt, die Welt zu entdecken, dass sie zum Essen schlicht keine Zeit haben und sich die notwendigen Kalorien dann nachts bei Mama holen. Gegensteuern können Eltern, indem sie bewusst ruhige Essenszeiten schaffen, bei denen sie gemeinsam mit ihrem Kind am Tisch sitzen und dabei auch selbst essen. Auch gut: das Kleine möglichst viel selbst essen lassen, anstatt ihm immer nur Brei in den Mund zu schieben. Gewöhnen sich kleine Kinder an gemeinsame Mahlzeiten, bei denen wirklich gegessen und nicht nur gespielt wird, wachen sie nachts oft seltener auf, um an der Brust zu trinken.

WAS BRINGT DER ABENDBREI?

Unsere Einschätzung: Mit leerem Magen schläft es sich tatsächlich nicht gut; ein übervoller Magen ist aber auch nicht besser. Ab dem Beikostalter spricht natürlich nichts gegen einen leckeren, sättigenden Abendbrei aus Getreideflocken, Obstmus und Milch. Und wenn ein Baby jetzt nur seine Milch will oder gestillt werden will? Auch kein Problem, denn der Kaloriengehalt liegt da kaum darunter. Von extrasättigenden Guten-Abend-Milch-Zubereitungen und -Breimischungen raten wir allerdings ab. Diese sind oft mit Zuckern und anderen leeren Kalorien angereichert, die Babys in eine

Bild rechts: Kinder, die tagsüber an der frischen Luft waren, schlafen nachts besser. Der tägliche Spaziergang sollte daher zum Standard gehören – ob im Kinderwagen oder auf den eigenen Beinen.

Art Fresskoma fallen lassen – und das ist nicht gesund.

FERNSEHER, SMARTPHONE, TABLET & CO.

Bildschirme sind aus unserem modernen Familienleben kaum wegzudenken. Und wir sind die Letzten, die Eltern deswegen ein schlechtes Gewissen machen würden. Dass Mütter sich beim Stillen gerne die Zeit mit ihrem Smartphone vertreiben, dass Eltern sich mit einer halben Stunde Kinderfernsehen manchmal schlicht eine Pause im stressigen Alltag erkaufen – kennen wir, verstehen wir, finden wir ganz normal. Doch wenn wir uns daran machen, die Schlafsituation einer Familie zu analysieren, kommen wir nicht drum herum, auch deren Medienkonsum einmal genauer unter die Lupe zu nehmen. Denn wann und wie viel Kinder und Erwachsene vor dem Bildschirm sitzen, kann immensen Einfluss auf unser Schlafverhalten haben. Zum einen regt das bläuliche Licht, das von Tablet- und Smartphonebildschirmen ausgeht, unser Gehirn dazu an, die Produktion des Schlafhormons Melatonin herunterzufahren. Das heißt: Wer zum Einschlafen noch auf dem

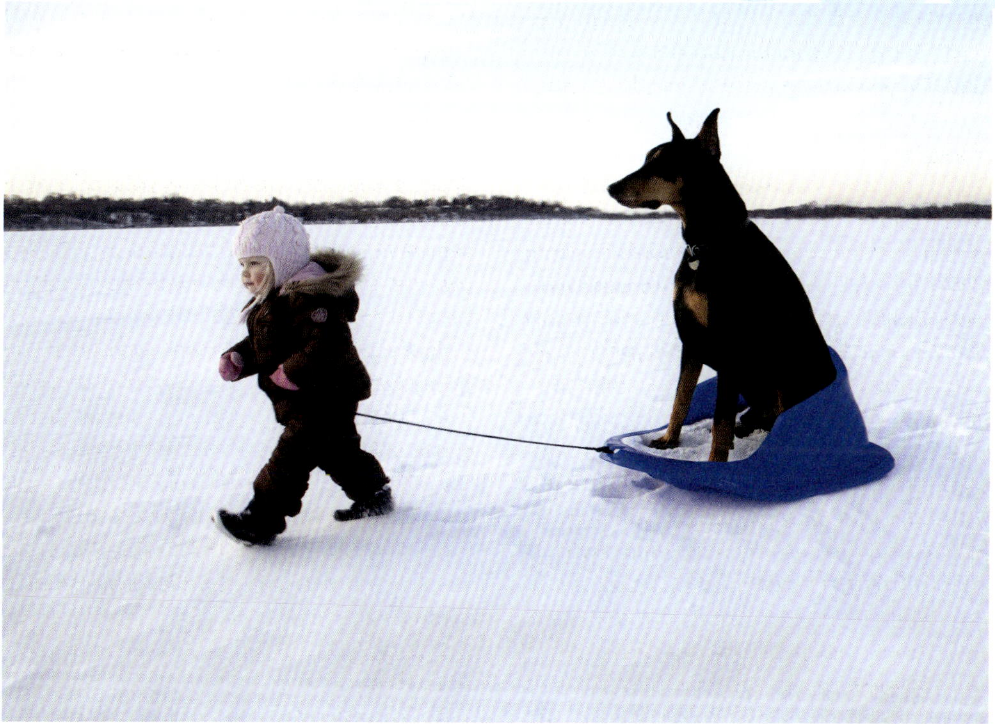

Handy surft, hält seinen Körper vom Müdewerden ab. Der zweite Grund ist die anregende Wirkung, die Fernsehsendungen, Apps und Spiele insbesondere auf kleine Kinder haben. Gerade, weil sich Kinder eben nicht nur berieseln lassen, sondern aufgeregt und aktiv mitgehen, sind elektronische Medien zum »Runterkommen« für sie ungeeignet. Unserer Erfahrung nach verbessert sich die Schlafsituation häufig merklich, wenn sowohl für die Großen als auch für die Kleinen in den zwei Stunden vorm Zubettgehen jeglicher Bildschirmkonsum ausfällt. Lieber eine kurze Kindersendung am Nachmittag. Und danach: Sendepause!

RETTUNGSANKER DREAMFEEDING?

Im Internet kursiert seit einiger Zeit der Tipp, bei nachts häufig wach werdenden Babys das sogenannte »Dreamfeeding« auszuprobieren. Dabei legen Mütter ihr Baby extra noch mal an die Brust, bevor sie selbst ins Bett gehen, in der Hoffnung, dass es sich danach nicht so bald wieder meldet. Gar keine schlechte Idee! So legt eine US-amerikanische Studie tatsächlich nahe, dass Babys nachts länger am Stück schlafen, wenn sie kurz vor Mitternacht noch mal an die Brust gelegt wurden, auch wenn sie gar nicht danach verlangen. Im Zweifelsfall: Ausprobieren schadet nicht!

TAGESBETREUUNG IST ANSTRENGEND

Während die meisten Babys hierzulande ihre Tage immer noch nah bei Mama oder Papa verbringen, beginnt für immer mehr Kinder bereits im zweiten Lebensjahr die Zeit, in der sie mehrere Stunden täglich außerhalb der eigenen Familie verbringen. In der Kita oder bei der Tagesmutter werden sie Teil einer Kindergruppe, in der andere Regeln und Gesetzmäßigkeiten gelten als zu Hause. Das ist für sie unglaublich spannend – und unglaublich anstrengend. Um Eltern diese Anstrengung greifbar zu machen, vergleichen viele Kita-Erzieherinnen einen Fünf-Stunden-Tag in der Krippe für ein Kleinkind mit einem Acht-Stunden-Tag im Büro. Am Ende hat man viel gemacht, viel erlebt, viel zu verarbeiten, ist gleichzeitig aufgedreht und erschöpft – und braucht auf jeden Fall eine Weile, um wirklich im Feierabendmodus anzukommen.

GEMEINSAME ZEIT IM BLICK BEHALTEN

Wenn wir unsere Kinder aus der Betreuung abholen, mögen sie müde sein, aber das heißt noch lange nicht, dass sie abends auch gut einschlafen können. Dafür müssen sie sich nämlich erst »geerdet« haben. Und dazu brauchen sie uns Eltern. Das Problem dabei: Wenn wir unsere Kinder nach der Arbeit abholen, sind auch wir selbst erschöpft und gestresst. So passiert es schnell, dass wir uns zwar vornehmen, nach der Kita noch intensiv »quality time« mit unserem Kind zu verbringen, aber vor lauter Getriebenheit nie richtig dazukommen, bis das Kleine ins

»PAPA DARF NUR, WENN MAMA WEG IST.«

Mein Sohn Linus ist daran gewöhnt, dass Papa oder Oma ihn ins Bett bringen, da ich seit der sechsten Wochen nach der Geburt wieder jede Woche einen Abendtermin wahrgenommen habe. Wenn ich nicht zu Hause bin, funktioniert das wunderbar. Aber wehe, ich bin in der Nähe! Dann ist Linus erst zufrieden, wenn ich mich zu ihm kuschle. Kurz vor seinem zweiten Geburtstag haben wir es auch gewagt und ihn trotz nächtlichen Stillens bei der Oma schlafen lassen. Es klappte super und mittlerweile schläft er regelmäßig dort.

Lea, Mama von Linus

Bett geht. Wir haben die Erfahrung gemacht, dass sich die Schlafsituation bereits entspannt, wenn Eltern ihren Feierabend mit Kind bewusst anders planen. Statt zum Supermarkt zu hetzen, gibt es erstmal eine warme Milch und einen Keks für alle und genügend Zeit zum Kuscheln und Erzählen.

WISSEN, WAS SICH ÄNDERN SOLL

Wenn junge Eltern auf uns zukommen und nach Tipps für bessere Nächte fragen, lautet unsere erste Rückfrage stets: Was für Nächte wünscht ihr euch denn? Die Antworten darauf sind oft ziemlich unkonkret. Das Kleine solle »eben besser ein- und länger durchschlafen«. Ja, das wäre schön. Nach unserer Erfahrung machen es solche schwammigen Erwartungen schwer, die Schlafsituation wirklich zu verändern. Denn wer an einer belastenden Situation wirklich etwas drehen will, der braucht zunächst ein realistisches Ziel vor Augen. Und dann eine Idee, wie er da hinkommen will. Der erste Schritt auf dem Weg zu einer veränderten Schlafsituation ist deshalb ein Realitätscheck:

- Wie genau ist unsere Lage?
- Was stört uns daran konkret? Geht es dabei wirklich um praktische Vorteile – oder um Ängste und Mythen, die vielleicht grundlos sind?
- Welche Veränderung wünschen wir uns?
- Ist dieses Ziel realistisch?
- Wie können wir dieses Ziel erreichen?
- Welchen Preis sind wir bereit, dafür zu bezahlen?

Wie wichtig diese Fragen sind, zeigt das Beispiel zweier Familien, die uns unabhängig voneinander in einer ähnlichen Situation kontaktiert haben. Beide Elternpaare hatten Babys im Alter von neun bis dreizehn Monaten, die nachts noch sehr häufig wach wurden und an der Brust trinken wollten. Anna und Mats beantworteten unsere ersten drei Fragen so: »Im Moment lässt sich unser Sohn nur mit Stillen ins Bett bringen. Nachts wacht er alle zwei Stunden auf. Dadurch sind unsere Nächte extrem unruhig. Ständig muss einer von uns aufstehen und nach ihm sehen. Manchmal will der dann Milch trinken, oft aber auch nur kuscheln. Uns stört daran, dass wir alle nachts einfach nicht zur Ruhe kommen. Diese ständigen Wachphasen in der Nacht können doch auch für den Kleinen nicht gut sein, oder? Unser Ziel wäre, dass er einfach durchschläft, von acht bis sieben oder so. Wir wollen ihn aber nicht weinen lassen.«

Das Problem ist also klar: Anna und Mats sind erschöpft, weil sie nachts ständig aufstehen müssen. Ihr Ziel ist jedoch leider ziemlich unrealistisch. Für ein neun Monate altes Baby ist es nicht artgerecht, nachts elf Stunden am Stück in seinem Bettchen durchzuschlafen, ohne einen Mucks zu machen. Es gibt solche Babys zwar – aber sie sind nicht die Regel. Anna und Mats sagen auch, welchen Preis zu bezahlen sie nicht bereit sind: Ihren kleinen Sohn schreien zu lassen.

REALISTISCHE ZIELE FORMULIEREN

Im persönlichen Gespräch entwickelten wir deshalb ein modifiziertes, realistisches Ziel: »Wir wollen nachts nicht mehr so viel aufstehen müssen.«

Dieses Ziel erreichen Anna und Mats, indem sie kurzerhand eine Seite vom Gitterbett abbauen und es dann direkt an ihr eigenes Bett dranstellen – und zwar so, dass ihr kleiner Sohn neben Mats schläft. So kann der Vater seinen Jungen nachts im Halbschlaf beruhigen, wenn er nur kuscheln will, und ihn zweimal zu Anna rüberreichen, wenn er gestillt werden will. Das alles geschieht, ohne dass irgendjemand aufstehen muss – und Mats und Anna haben ihr Ziel erreicht, nachts nicht mehr aufstehen zu müssen und besser zu schlafen, ohne ihr Baby schreien zu lassen.

MAMA BRAUCHT EINE PAUSE, …

Das zweite Elternpaar, Evi und Theo, hat sein Baby bereits bei sich im Bett. Und kommt trotzdem nicht zur Ruhe. Ihre kleine Tochter will »gefühlt nur noch mit der Brust im Mund schlafen«, weshalb Evi sich völlig ausgebrannt fühlt. Auch ihr Wunsch lautet deshalb: Die Kleine soll nachts endlich durchschlafen, damit Mama mal Pause hat. »Für dieses Ziel«, sagt Evi, »bin ich zu fast allem bereit.« Das Problem ist in dieser Familie also, dass die Mutter am Stock geht und eine Pause vom nächtlichen Stillen braucht. Das Ziel – dass ihr Baby einfach die ganze Nacht durchschlafen soll – ist jedoch unrealistisch. Doch Evi sagt auch, dass sie bereit ist, fast jeden Preis zu zahlen. Ihr Leidensdruck ist hoch, sie will wirklich unbedingt etwas ändern. Auf dieser Grundlage entwickeln wir gemeinsam mit Evi und Theo ein neues, realistisches Ziel: Evi wird nachts zwischen 23 Uhr und 4 Uhr morgens nicht mehr stillen.

… DAS BABY BRAUCHT BEGLEITUNG

Evi und Theo wird klar: Niemand kann ihre kleine Tochter zum Durchschlafen zwingen. Aber Evi kann sehr wohl für sich beschließen, innerhalb eines bestimmten Zeitraums in der Nacht fürs Stillen nicht mehr zur Verfügung zu stehen. Ihre Tochter muss das nicht gut finden. Aber sie kann sich daran gewöhnen, wenn sie bei der Umstellung liebevoll begleitet wird.

SCHNELLE GEWÖHNUNG IST MÖGLICH

In der Vorbereitung achten sie darauf, dass ihre kleine Tochter tagsüber regelmäßig an Evis Brust trinkt und zusätzlich Beikost bekommt, um ihren Kalorienbedarf zu decken. Dann erklärt Evi ihrer Tochter, dass ihre Brust von nun an nachts eine Pause braucht, und stellt ein Wasserfläschchen auf den Nachttisch (dass das Erklären auch für Babys wichtig ist, werden wir gleich noch sehen). Wird ihre Kleine nach dem Einschlafen vor 23 Uhr noch einmal wach, stillt Evi sie wie gewohnt. Während der festgelegten Stillpause jedoch tröstet Theo sein kleines Mädchen und erklärt ihr, dass Mamas Brust Pause hat. Wenn sie Durst hat, kann sie Wasser trinken, Mamamilch gibt es erst morgen früh wieder (andere Eltern haben das Gefühl, dass ihr Kind nachts vielleicht noch Milch braucht, und bieten abgepumpte Milch an – das ist unseres Erachtens Gefühlssache). Seine kleine Tochter tobt und schreit, weint und windet sich – und schläft irgendwann in Theos Armen ein. Evi tut ihr Mädchen leid, gleichzeitig ist sie klar in ihrem Ziel: Ich brauche diese Pause. In der nächsten Nacht wacht Evis und Theos Tochter nur noch zweimal auf, in der dritten einmal. Danach schläft sie in der Trinkpause durch.

DEN WEG BESTIMMEN SIE!

Diese Beispiele zeigen: Selbst bei auf den ersten Blick sehr ähnlichen Schlafproblemen können ganz unterschiedliche Lösungen hilfreich sein. Je realistischer das Ziel und je klarer der Weg dorthin, desto erfolgreicher sind auch die Umgewöhnungspläne junger Eltern. Aber diese Beispiele sind natürlich immer nur eines: Beispiele. Andere Eltern würden auf demselben Weg vielleicht ganz andere Erfahrungen machen. Oder den Weg abändern. Die einen würden vielleicht ganz auf die Uhr verzichten, und »einfach ein paar Stunden« als Ziel wählen. Die anderen würden vielleicht die Erfahrung machen, dass das alles bei ihrem Kind nicht so funktioniert, wie sie sich das vorgestellt haben – und zurück auf Los gehen. Oder dann eben doch einen gemeinsamen Mittagsschlaf als Notlösung ausprobieren. Anderen fällt genau zur rechten Zeit eine Oma vom Himmel – oder ein Mann, der angesichts der nächtlichen Aufgaben seiner Partnerin so in den Verwöhnmodus schmilzt, dass alles erträglicher wird. Was wir damit meinen? Der Wege sind viele. Das eine Programm gibt es nicht. Sie sitzen am Steuer!

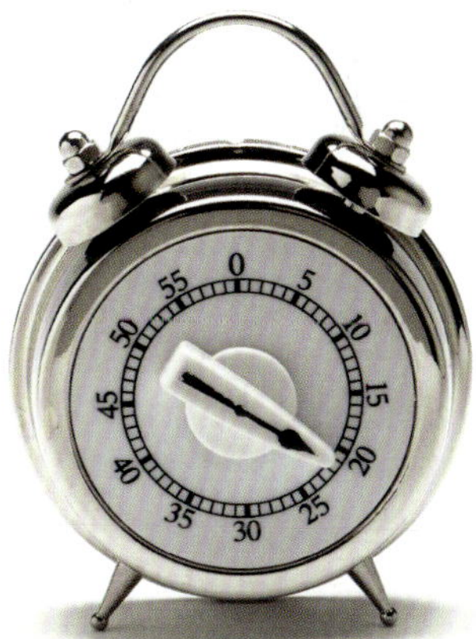

Abstillen für ruhige Nächte?

Ich will abstillen, damit die Nächte besser werden« – diesen Satz hören Stillberaterinnen häufig. Viele Babys und Kleinkinder wachen ja tatsächlich mehrmals pro Nacht auf, um an Mamas Brust zu trinken. Was für viele Mütter die berechtigte Frage aufwirft, ob sie das Abstillen dem Durchschlafen näher bringen würde. Schließlich gäbe es für das Kleine dann eigentlich keinen Grund mehr, nachts immer wieder wach zu werden – oder? Tatsächlich ist ein Zusammenhang zwischen den Still- und den Schlafgewohnheiten kleiner Kinder nicht zu leugnen. Stillbabys trinken nachts durchschnittlich häufiger als Flaschenkinder und schlafen meist auch später durch. (Dass das aus evolutionärer Sicht kein Nachteil des Stillens ist, sondern ein handfester Vorteil, haben wir zu Beginn dieses Buches beschrieben).

Umgekehrt gilt aber auch das: Obwohl stillende Mütter objektiv nachts meist häufiger geweckt werden, ist ihr Schlaf nicht weniger erholsam als der von Eltern, die ihrem Baby die Flasche geben. (Das liegt daran, dass stillende Mütter, die direkt neben ihrem Baby schlafen, die nächtlichen Unterbrechungen oft gar nicht bewusst wahrnehmen.) Insofern ist die Hoffnung, dass die Nächte durch das Umstellen auf die Flasche besser werden, nicht unbedingt realistisch. Je älter das Kind wird, desto mehr kommen aber auch Gründe aufs Tapet, die durchaus für eine Änderung der Stillgewohnheit sprechen.

WENN DER KINDERARZT ZUM ABSTILLEN RÄT

Das gibt es immer wieder: Kinderärzte, die erschöpften Müttern dazu raten, mit dem Stillen aufzuhören, damit das Kind besser schläft. Aber deshalb ganz abzustillen, ist weder nötig noch hilfreich. Für den Rat des Kinderarztes gibt es deshalb nur eine Erklärung: Er hat weder vom Stillen noch vom Schlafen besonders viel Ahnung. Was auch kein Wunder ist, denn darüber lernen Ärzte so gut wie nichts in ihrer Ausbildung. Seine Ratschläge können deshalb genauso hilfreich oder nutzlos sein wie die jedes anderen Menschen. Entscheidend ist, was sich gut und richtig anfühlt.

DIE ALTERNATIVE: EINE TRINKPAUSE EINLEGEN

Vielen Müttern ist gar nicht bewusst, dass sie gar nicht ganz abstillen müssen, um ihr Ziel – bessere Nächte – zu erreichen. Dafür genügt es völlig, eine nächtliche Stillpause einzuführen. Denn anders als bei Babys im ersten Lebensjahr, die im Zweifelsfall nach dem Abstillen eben Fläschchen statt Mamas Brust brauchen, können sich Kinder am Ende des ersten Lebensjahres tatsächlich daran gewöhnen, dass es zu

EINSCHLAFEN OHNE STILLEN

Schon als Neugeborene schlief meine Tochter am liebsten an meiner Brust ein – und nach wenigen Wochen nirgendwo anders mehr. Dreimal habe ich trotzdem versucht, sie auch anders in den Schlaf zu begleiten – auch mit dem Gedanken im Hinterkopf, dass mein Mann sie ja auch mal ins Bett bringen können soll. Doch dabei weinte sie so herzzerreißend, dass ich beschloss: Nicht um diesen Preis!

Von da an war ich mit dem Einschlafstillen im Reinen und ließ Hannah an meiner Brust nuckeln, bis ihr die Augen zufielen. Das fiel mir deshalb leicht, weil sich herausstellte, dass sie sowohl in der Kita als auch bei meinem Mann problemlos ohne Brust einschlafen konnte. Als meine Tochter 20 Monate alt war, wurde ich wieder schwanger. Meine Brustwarzen wurden empfindlicher und plötzlich tat mir das Einschlafstillen weh. Einige Abende quälte ich mich trotzdem durch, weil ich meiner Tochter ihr vertrautes Ritual nicht ohne Vorwarnung wegnehmen wollte. Aber schließlich wurde mir klar, dass sich an unseren Gewohnheiten etwas ändern musste. Ich nahm sie daher eines Abends einfach in den Arm und sagte: »Nein, heute kannst du nicht an meiner Brust nuckeln, bis du eingeschlafen bist. Meine Brust tut mir nämlich weh.«

Ihre Reaktion hat mich total überrascht und auch gerührt: Sie nickte verständnisvoll, kuschelte sich zurecht und schlief, ohne zu murren, in meinen Armen ein – und das ist seitdem unser neues Abendritual.

Cindy, Mama von Hannah

manchen Zeiten Mamamilch gibt und zu anderen eben nicht.

VERLUSTGEFÜHL ERNST NEHMEN

Wie Eltern genau diese nächtliche Trinkpause einführen, ist individuell verschieden. Manche Familien machen gute Erfahrungen damit, zunächst nur ein kleines Zeitfenster – etwa die Zeit zwischen Mitternacht und vier Uhr morgens – zur stillfreien Zeit zu erklären und diesen Zeitraum dann schrittweise auszudehnen. Manchen Paaren hilft es, wenn sich die Mutter in der Zeit der Umstellung aus dem Familienbett zurückzieht, während ihr Partner das Kind durch seinen Abschiedsschmerz begleitet. Anderen Müttern ist es wiederum sehr wichtig, ihr Kind selbst über den Verlust hinwegzutrösten, und sich nicht »davonzuschleichen«. Auch die Reaktionen der Kinder sind höchst unterschiedlich. Manche nehmen die Umstellung erstaunlich locker, andere stürzt sie in tiefe Verzweiflung. Und manche Kinder werden so wütend, dass sie regelrecht um sich schlagen, wenn ihnen die vertraute Brust verwehrt wird. Eltern muss klar sein: Das nächtliche Stillen abzugewöhnen (oder auch nur zu begrenzen) klappt nur selten ohne Tränen. Aus unserer Sicht ist es aber vertretbar, diese Tränen in Kauf zu nehmen, wenn die Eltern unter der Schlafsituation leiden und wenn sie ihr Kind einfühlsam und liebevoll durch seinen Abschiedsschmerz begleiten.

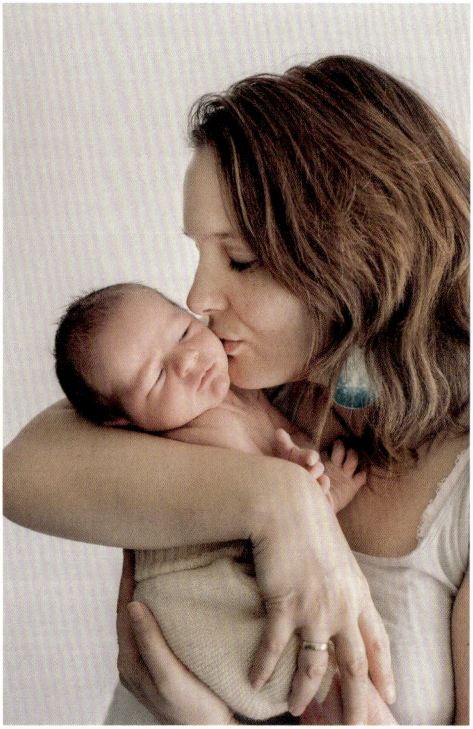

EINE STILLPAUSE EINFÜHREN – SO GEHT'S KONKRET

- Die eigene Haltung überprüfen: Bin ich wirklich entschlossen, mein Kind nachts abzustillen, auch wenn ich weiß, dass es nicht leicht wird? Bin ich bereit, seine Verzweiflung auszuhalten? Diese Klarheit ist wichtig, damit es klappt.
- Die Ausgangslage überprüfen: Ist mein Kind (knapp) ein Jahr alt oder älter? Isst und trinkt es tagsüber genügend oder deckt es nachts fast seinen gesamten Kalorienbedarf? Ist dies der Fall, besteht der erste Schritt darin, tagsüber öfter zu stillen.
- Die Unterstützung sichern: Ein Kind nachts abzustillen, kostet Kraft. Eine vertraute Bezugsperson an Bord zu haben, hilft enorm – auch, weil sich viele Kinder nicht von der Person trösten lassen wollen, die ihnen gerade die Milch verweigert.
- Die Stillpause festlegen – die meisten Eltern machen das mit einem genauen Zeitrahmen, zum Beispiel: Von 23.30 Uhr bis 5.30 Uhr morgens. Sechs Stunden sind für die meisten Eltern das Glück auf Erden, andere geben sich mit vier oder fünf zufrieden, wieder andere zielen auf acht Stunden – das erscheint uns für viele Kinder zu lange.
- Dem Kind erklären, was passiert. Auch wenn es noch nicht alle Worte versteht: Die Botschaft spürt es. »Ich habe dich nachts immer sehr gerne gestillt, aber jetzt brauchen meine Brüste nachts eine Pause. Ich werde dich deshalb jetzt stillen und dann erst morgen früh wieder, wenn die Sonne scheint.«

EINE STILLPAUSE DER ANDEREN ART

Eine Freundin hat mir einen Weg gezeigt, um mit dem vielen nächtlichen Stillen klarzukommen. Wenn sich ihr zwölf Monate alter Max tagsüber zum Stillen meldete – und er nicht gerade am Verdursten war –, hat sie ihn zuerst über den Kopf gestreichelt und ihm ganz ernst gesagt, die Brust schlafe jetzt noch und müsse zuerst aufwachen. Ihr Sohn hat sich dadurch allmählich daran gewöhnt, dass das mit der Brust manchmal einfach ein bisschen dauert. Es war für mich schön zu sehen, wie klar sie ihm das sagen konnte, und dass er dann auch tatsächlich eine Weile in Ruhe kuscheln konnte. Ich habe diese Haltung dann auch bei meiner Tochter ausprobiert – wir haben tagsüber sanft und beharrlich immer wieder geübt, dass die Brust eben auch mal ruhen muss. Das hat meine Lena echt super aufgenommen, ich bin ganz stolz! Das hat dann allmählich auch unsere Nächte verändert. Statt genervt gegenzuhalten (das hat sie im Grunde noch mehr auf die Brust fixiert), war das Stillen wieder etwas Gemeinsames – etwas, bei dem wir beide mitreden! Immer öfter und länger konnte ich sie jetzt durch Streicheln beruhigen oder durch Reden oder Brummen …

Also ich glaube, der Umgang am Tag hat für uns den Unterschied gemacht.

Laura, Mama von Lena

- Wird das Kind vor der angestrebten Pause wach, wird es gestillt wie immer. Wird es währenddessen wach, wird es gestreichelt und beruhigt, aber nicht gestillt.
- Ein alternativer Weg ist, das Kind in den ersten drei Nächten auch in der angestrebten Stillpause zunächst kurz an der Brust trinken, aber nicht beim Stillen einschlafen zu lassen und erst ab der vierten Nacht ganz auf das Stillen zu verzichten.
- Reagiert das Kind wütend oder traurig, wird es geduldig durch diese Gefühle begleitet. Hat das Kind Durst, kann es Wasser oder abgepumpte Muttermilch bekommen.
- Eltern sollten etwa neun Nächte einkalkulieren, in denen ihr Kind wach wird und weint, wobei die ersten drei die härtesten sind. Danach gewöhnen sich die meisten schnell daran, im Arm einzuschlafen und in der Trinkpause nicht mehr wach zu werden.

Familienbett – Ort zum Wohlfühlen

Lässt man Babys die Wahl, wo sie am liebsten schlafen wollen, fällt ihnen die Entscheidung leicht: Ganz nah bei Mama und Papa! Die Sorge, dass das auf ewig so bleiben wird, ist unbegründet. Mit der Zeit wächst auch bei den kuscheligsten Kindern der Wunsch, im eigenen Bett zu schlafen.

HÖHERE SCHLAFQUALITÄT FÜR ALLE

Nähe hilft unseren Kindern nicht nur beim Einschlafen, sondern auch durch die Nacht. Millionen Eltern weltweit wissen das und haben sich ihre Schlafstatt entsprechend eingerichtet: Das Stillbaby liegt direkt neben der Mutter, dann kommen die älteren Geschwister, ganz außen liegt der Vater. Denn zusammen ist man weniger allein.

Mit unseren westlichen Vorstellungen guter Schlafbedingungen ist ein solches Matratzenlager nur schwer in Einklang zu bringen: Schlafen Babys in ihrem eigenen Bett nicht sicherer? Kriegt man mit einem unruhigen Kleinkind im Bett überhaupt noch ein Auge zu? Und brauchen Eltern nicht zumindest nachts auch einfach mal ein wenig Privatsphäre? Gleichzeitig beweisen nicht nur Videoaufnahmen aus Schlaflabors, sondern vor allem auch Erfahrungen vieler, vieler Eltern (die Autoren dieses Buches inbegriffen): Lassen sich Familien auf das gemeinsame Schlafen ein, kann die Schlafqualität aller Beteiligten davon enorm profitieren.

SPEZIALAUSSTATTUNG UNNÖTIG

Wie wird aus einem ganz normalen Doppelbett ein Familienbett? Indem man ein bisschen zusammenrutscht, damit das Kleine auch noch darin Platz findet. Ein Familienbett ist also zunächst einmal kein extrabreites Bett mit Kinderspezialausstattung, sondern eine Einladung: Bei uns bist du willkommen, auch in der Nacht. So nah beieinander zu schlafen, war für lange Zeit das absolut einzig denkbare Schlafarrangement für Mütter und ihre kleinen Kinder. Denn nicht nur Menschenbabys wurden im Zuge der Evolution darauf geprägt, tunlichst nicht alleine einzuschlafen. Auch Menschenmütter tragen das Erbe in sich, dann am besten zur Ruhe zu kommen, wenn ihr Kleines sicher und geborgen neben ihnen liegt. Heute wissen wir, dass nicht nur kleine Kinder nachts aufwachen und sich versichern, nicht allein zu sein. Auch Mütter, die neben ihren Babys schlafen, wachen nachts regelmäßig kurz auf und überprüfen unbewusst, ob es ihrem Kind gut geht. Das sogenannte Co-Sleeping, das gemeinsame Schlafen mit dem eigenen Kind, steckt uns also irgendwie im Blut. Gleichzeitig sind wir von unserer modernen Kultur geprägt. Und die sieht heute den Schlaf eher als eine Einzelleistung an. Die Folge ist absehbar: Eltern fühlen sich innerlich zerrissen. Und wenn sie dann in der Hoffnung auf Klarheit Rat bei anderen suchen, ist die Verwirrung vollends perfekt. Denn sowohl das getrennte als auch das gemeinsame Schlafen hat prominente und wortgewaltige Fürsprecher. Wem soll man also glauben, wenn der Bundesverband der Kinderärzte dringend vor Babys im Elternbett warnt, während die Weltgesundheitsorganisation (WHO) und Unicef auch Eltern in westlichen Industrienationen explizit zum sicheren Co-Sleeping raten?

IM ZWEIFEL HILFT AUSPROBIEREN

Wir, die Autoren dieses Buches, wollen Eltern deshalb ermutigen, ihre eigene informierte Entscheidung mit dem Kopf und mit dem Herzen zu treffen. Dem Kopf können wir sagen: Wissenschaftliche Untersuchungen der vergangenen Jahre haben eindeutig gezeigt, dass Menschenbabys unbesorgt neben ihrer Mutter schlafen können, wenn die Kriterien für ein sicheres Familienbett beachtet werden (siehe Seite 94). Und wie lautet die Botschaft füs Herz? Ihm wollen wir wärmstens empfehlen, das gemeinsame Schlafen für ein paar Nächte einfach mal auszuprobieren und genau darauf zu achten, wie es sich anfühlt.

NÄHE MACHT DAS LEBEN LEICHTER

Dass mit dem Familienbett die Nächte schlagartig besser werden, bestätigen viele Eltern. Aber warum ist das eigentlich so?

- Geborgene Babys schlafen ruhiger.
- Co-Sleeping erleichtert das Stillen.
- Schlafen im gleichen Takt.
- Niemand muss mehr aufstehen!
- Nähe erleichtert die Kommunikation.

Unsere Erfahrungen zeigen: Co-Sleeping kann die Schlafsituation junger Familien merklich verbessern – eine Wunderlösung für alle ist es aber nicht. Eltern, die sich beim Schlafen mit ihrem Baby auch nach einigen Nächten des Aneinandergewöhnens nicht wohlfühlen, möchten wir deshalb darin bestärken, nach einem anderen Weg zu suchen, wie sie ihrem Kind bedürfnisorientiert in den Schlaf helfen und es durch die Nacht begleiten können. Abends im Bett noch gemütlich zu lesen, fernzusehen oder sich zu unterhalten kann schwierig werden, wenn das Kind im Bett empfindlich auf Geräusche oder Licht reagiert.

Wie Eltern die Vor- und Nachteile des Familienbetts für sich gewichten, ist deshalb eine höchst individuelle Sache. Das Familienbett kann weder alle Schlafprobleme lösen, noch ist es ein Beleg für bedürfnisorientierte Elternschaft. Es ist einfach nur ein Weg, die Schlafbedürfnisse der Großen und der Kleinen unter einen Hut zu kriegen.

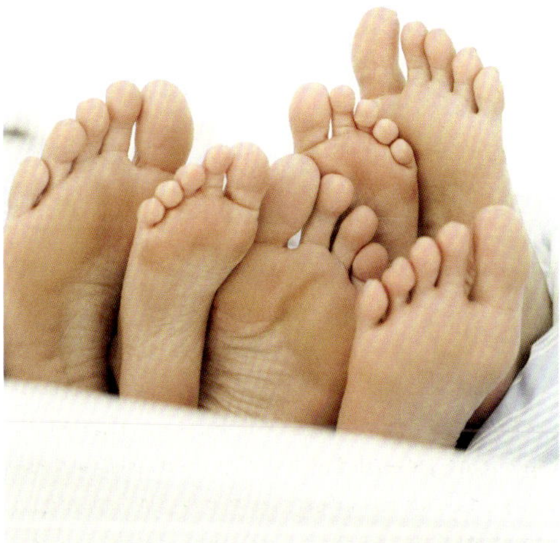

Sicher schlafen im Familienbett

Wenn Eltern sich gegen das Familienbett entscheiden, dann oft aus diesem Grund: »Im Krankenhaus« habe man dringend davor gewarnt. Nicht wenige Eltern haben ein entsprechend schlechtes Gewissen, wenn sie ihr Baby dann doch zu sich ins Elternbett nehmen. Die Rede ist vom plötzlichen Kindstod (er wird auch »sudden infant death syndrome«, kurz SIDS genannt). Beim SIDS versterben vorher gesunde Säuglinge plötzlich und unerwartet im Schlaf, am häufigsten zwischen dem zweiten und vierten Lebensmonat. Nur jeder zehnte Fall ereignet sich nach dem sechsten Lebensmonat. Die Ursache ist letzten Endes unbekannt. Es wird angenommen, dass bei den Säuglingen bestimmte physiologische Besonderheiten vorliegen (etwa in der Steuerung der Atmung oder im Stoffwechsel), die für sich allein nicht gefährlich wären, aber in Kombination mit ungünstigen äußeren Einflüssen (wie etwa Zigarettenrauch) bedrohlich werden können.

VERHALTEN DER ELTERN IST WICHTIG

Auf den Flyern, die vor SIDS warnen, steht auch: Der sicherste Ort für ein Baby ist das eigene Bett im Zimmer der Eltern! Wirft man alle Fälle in einen Topf, so haben Babys, die im »Elternbett« schlafen, ein zwei- bis dreimal höheres Risiko für SIDS als Babys, die im Schlafzimmer der Eltern in ihrem eigenen Bett schlafen. Auch wenn Babys in einem eigenen Zimmer schlafen, haben sie ein deutlich höheres Risiko. Doch tatsächlich bezieht sich die besagte Statistik auf sehr unterschiedliche »Elternbetten«.

Grundvoraussetzung für das Schlafen im Familienbett ist, dass niemand, der darin schläft, extrem übergewichtig ist, raucht oder unter dem Einfluss von Alkohol, Drogen oder bewusstseinsbeeinträchtigenden Medikamenten steht. Jedes ganz normale Doppelbett kann zum Familienbett werden – außer, es ist ein Wasserbett. »Improvisierte« Betten sind zum sicheren Co-Sleeping nicht geeignet, Ausnahme: richtige Matratzen, die direkt auf den Boden gelegt werden. Damit das Kind nicht aus dem Bett herausfallen kann, ist es sinnvoll, es mit einem Rausfallschutz zu sichern.

Da es im Familienbett wärmer ist als in der Wiege, darf das Baby nachts weniger anhaben. Es sollte nicht direkt neben Geschwisterkindern schlafen, sondern neben seiner stillenden Mutter. Doch auch Eltern, die ihrem Baby die Flasche geben, können ihr Kind guten Gewissens mit zu sich ins Bett nehmen. Damit das Baby nicht mit dem Gesicht unter eine Bettdecke rutscht, wird meist empfohlen, dass jeder im Familienbett seine eigene Bettdecke hat. Und das Baby daneben liegt, im Schlafsack oder Schlafanzug mit Füßchen, ohne Babydecke und ohne Kopfkissen. Bevor sich das Baby selbstständig auf den Bauch und wieder zurück drehen kann, sollte es wenn möglich zum Schlafen immer auf dem Rücken oder auf der Seite liegen: Das sind nach heutigem Wissensstand die sichersten Schlafpositionen.

Ziehen wir ein Fazit: Nach menschlichem Ermessen ist Co-Sleeping mit entsprechenden Vorsichtsmaßnahmen sicher.

DIE WERDEN SIE AUCH LIEBEN.

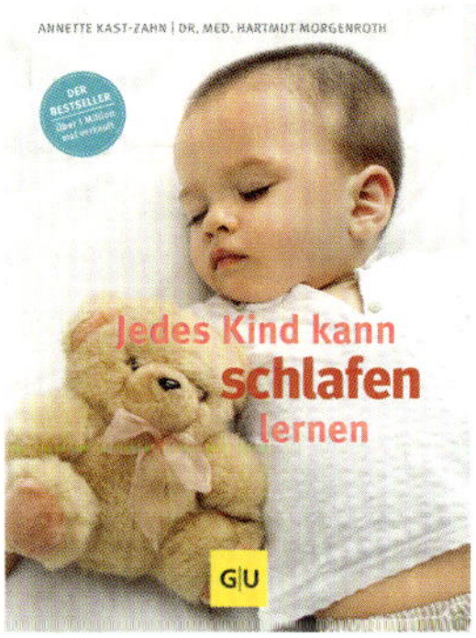

ISBN 978-3-8338-3618-3

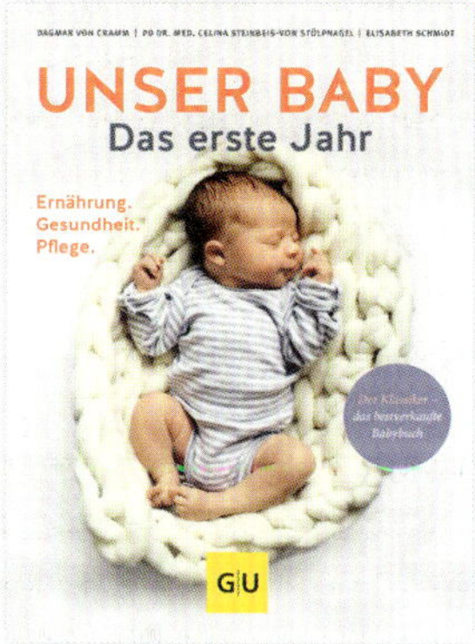

ISBN 978-3-8338-6195-6

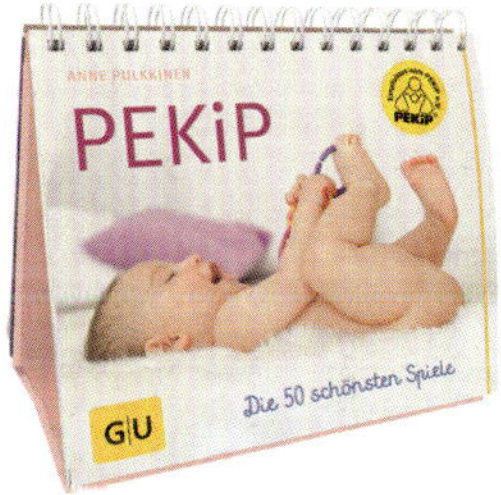

ISBN 978-3-8338-2500-2

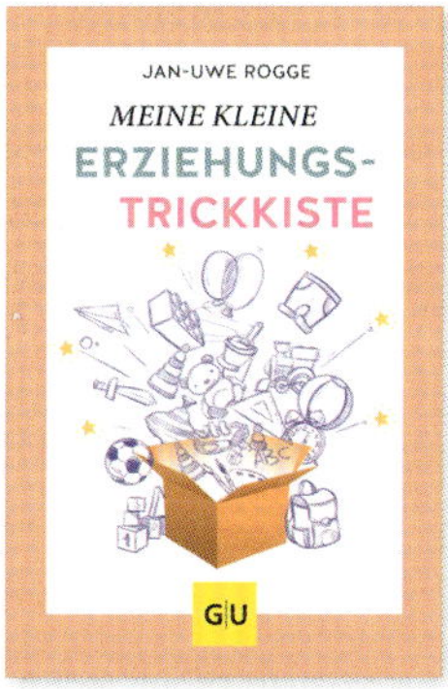

ISBN 978-3-8338-6836-8

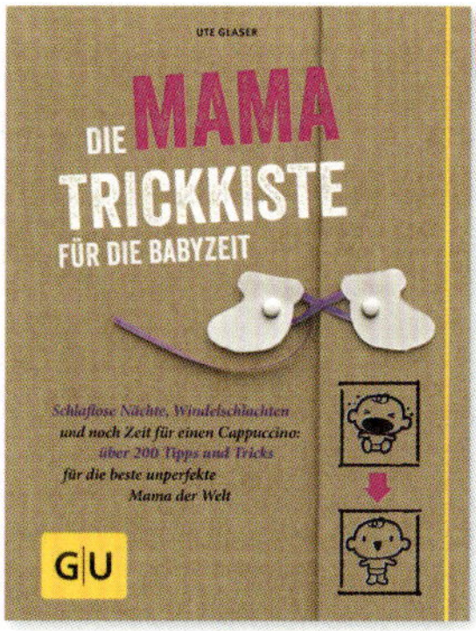

ISBN 978-3-8338-3815-6

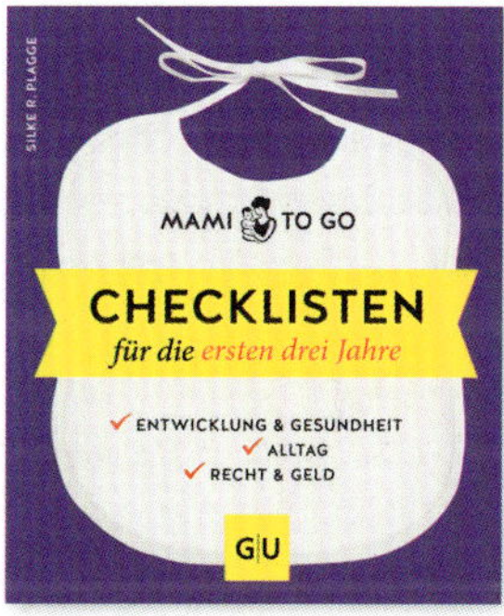

ISBN 978-3-8338-6545-9

e Auch als eBook erhältlich.

GU

Mehr von GU auf **www.gu.de** und **facebook.com/gu.verlag**

IMPRESSUM

Grillparzerstraße 12
81675 München
Genehmigte Sonderausgabe

Text:
Dr. med. Herbert Renz-Polster, Nora Imlau

Satz, Lektorat & Herstellung:
bookwise GmbH, München

Bildnachweis:
Cover: links oben: Masterfile; rechts oben: Getty; links unten: Stocksy; rechts unten: Matias Kovacic.
Innen: Brizuela, Georgia: S. 40. Corbis: S. 16, 22, 27, 37, 43, 55, 71, 79. 123RF: S. 24. F1 online: S. 59. Fotolia: S. 21, 80. Getty: S. 13, 20, 25, 28, 38, 83, 87, 93. Kanashkevich, Mitchell: S. 51. Mauritius: S. 63. mediacolor's: S. 19. Peasap: S. 52. pexels.com: S. 31. Plainpicture: S. 4, 5, 45, 68, 81. Shutterstock: S. 8. Stocksy: S. 7, 15, 34, 56, 57, 90. Tammy Nicole Photography: S. 10. Visum: S. 47.

Druck und Bindung:
Aumüller Druck GmbH & Co. KG in Regensburg

FSC
www.fsc.org
MIX
Papier aus verantwortungsvollen Quellen
FSC® C017373